Penelope Harris

Naturopatia e alimentazione
Come Nutrirsi per una Salute Ottimale

Greenbooks editore

**Naturopatia e alimentazione
Come Nutrirsi per una Salute Ottimale**

Autore: Penelope Harris
Editore: Greenbooks editore

© 2024 Penelope Harris
© 2024 Greenbooks editore

Prima edizione digitale: settembre 2023

Traduzione: Fabrizio Ambrogi
Layout e impaginazione: Mattia Sereni
Revisione editoriale: Fabrizio Ambrogi

Greenbooks editore
Roma, Italia

Il presente colophon certifica che questo libro è stato pubblicato da
Greenbooks editore e rappresenta una produzione di qualità realizzata
con cura e dedizione. Ci impegniamo a promuovere la diffusione della
conoscenza e della cultura attraverso le nostre pubblicazioni.

Grazie per aver scelto Greenbooks editore
Buona lettura!

Indice

Introduzione

La naturopatia e l'alimentazione sono due pilastri fondamentali per raggiungere una salute ottimale. Questo libro esplora in profondità l'interconnessione tra ciò che mangiamo e il nostro benessere complessivo. Imparerai come sfruttare il potere della natura per migliorare la tua salute, aumentare la tua energia e vivere una vita più felice.

Con una lunga tradizione di pratiche naturali e un focus sull'equilibrio tra mente, corpo e spirito, la naturopatia offre un approccio olistico alla cura della salute. In questo libro, scoprirai come integrare i principi della naturopatia nella tua alimentazione quotidiana per ottenere risultati straordinari.

Capitolo 1: La Scienza dietro la Naturopatia

La naturopatia è una disciplina che attinge alle profonde radici della medicina naturale e ha una visione olistica della salute umana. Questo capitolo ci condurrà nel mondo della naturopatia e svelerà la sua base scientifica, spiegando come essa si differenzi dalla medicina tradizionale.

La Filosofia Naturopatica

La filosofia naturopatica è un approccio olistico alla salute e al benessere che si basa su principi naturali di guarigione ed equilibrio del corpo. Questa filosofia sottolinea il potere intrinseco del corpo di guarire sé stesso quando fornito degli strumenti giusti. Ecco alcuni dei principi fondamentali della filosofia naturopatica:

- **Il Potere della Natura:**

Nella naturopatia, il potere della natura è considerato fondamentale per il mantenimento della salute e la guarigione. Questa filosofia si basa sulla convinzione che il corpo umano abbia una straordinaria capacità di autoguarigione quando fornito degli strumenti e delle risorse naturali di cui ha bisogno. Ecco come il potere della natura è centrale nella pratica naturopatica:

1. Utilizzo di Rimedi Naturali:

La naturopatia si avvale principalmente di rimedi naturali, come erbe medicinali, oli essenziali, estratti vegetali e altri prodotti derivati dalla natura. Questi rimedi sono spesso preferiti ai farmaci sintetici poiché sono considerati più in armonia con il corpo umano.

2. Promozione della Dieta Naturale:

La dieta è un pilastro fondamentale della naturopatia. Si promuove l'assunzione di alimenti integrali, biologici e non processati, provenienti direttamente dalla natura. Questo include frutta, verdura, cereali integrali, noci e semi, che sono ricchi di nutrienti essenziali per la salute.

3. Rispetto per il Ciclo Naturale:

La naturopatia incoraggia il rispetto dei ritmi naturali del corpo, come il ciclo sonno-veglia e il ciclo stagionale. Questo significa che si dovrebbe dormire a sufficienza e adattare la dieta alle stagioni, consumando prodotti locali e di stagione.

4. Guarigione Olistica: La naturopatia adotta un approccio olistico alla guarigione, considerando il corpo, la mente e lo spirito come parte di un'unica entità interconnessa. Questo approccio considera il benessere come il risultato di un equilibrio armonico tra queste componenti.

5. Potere dell'Autoguarigione: La naturopatia crede che il corpo abbia la capacità innata di guarire sé stesso quando riceve il supporto di cui ha bisogno. Gli interventi naturopatici mirano a stimolare e sostenere questa autoguarigione.

6. Prevenzione attraverso uno Stile di Vita Naturale: La filosofia naturopatica enfatizza la prevenzione delle malattie attraverso uno stile di vita naturale, che include una dieta sana, l'esercizio fisico regolare e il controllo dello stress. Questi fattori possono aiutare il corpo a mantenere un equilibrio naturale.

7. Minimizzazione dell'Uso di Sostanze Sintetiche: Nella naturopatia si cerca di limitare l'uso di farmaci sintetici e sostanze chimiche aggressive, privilegiando invece trattamenti e approcci naturali con minori effetti collaterali.

In conclusione, nella naturopatia, il potere della natura è riconosciuto come una fonte inestimabile di guarigione e benessere. Questa filosofia promuove l'uso di rimedi naturali, una dieta basata su alimenti integrali e uno stile di vita in sintonia con i ritmi naturali per sostenere la salute e la guarigione del corpo. Il potere della natura è considerato una risorsa preziosa che dovrebbe essere rispettata e coltivata per il benessere umano.

- **Il Trattamento della Causa:**

Uno dei principi fondamentali della naturopatia è il trattamento della causa sottostante dei disturbi anziché la semplice soppressione dei sintomi. Questo approccio mira a identificare e affrontare le radici profonde delle malattie, permettendo al corpo di guarire in modo completo e duraturo. Ecco come il "trattamento della causa" è essenziale nella naturopatia:

- Individuazione delle Cause Sottostanti: La naturopatia cerca di scoprire perché un individuo ha sviluppato una malattia specifica. Questo coinvolge l'analisi delle abitudini alimentari, dello stile di vita, dell'ambiente, delle predisposizioni genetiche e degli eventi passati nella vita del paziente.
- Affrontare le Radici del Problema: Una volta individuata la causa sottostante, il trattamento naturopatico mira a risolverla. Ad esempio, se la causa di una malattia è una dieta scorretta, il naturopata lavorerà con il paziente per correggere l'alimentazione e migliorare la salute digestiva.
- Promozione della Guarigione Naturale: La naturopatia crede che il corpo abbia la capacità innata di guarire sé stesso quando gli vengono fornite le condizioni ottimali. Rimuovendo le cause sottostanti, si permette al corpo di avviare il proprio processo di guarigione.
- Prevenzione delle Recidive: Affrontando la causa sottostante, la naturopatia mira anche a prevenire la ricorrenza della malattia. Questo differisce dall'approccio che si limita a trattare i sintomi senza affrontare le cause, il che può portare a recidive continue.
- Approccio Personalizzato: Ogni individuo è unico, e quindi il trattamento naturopatico è altamente personalizzato. Le terapie e le modifiche dello stile di vita sono adattate alle esigenze specifiche del paziente, in modo da affrontare le cause sottostanti in modo efficace.
- Miglioramento del Benessere Generale: Affrontare la causa sottostante non solo aiuta a eliminare la malattia attuale, ma può anche portare a un miglioramento generale del benessere. Il paziente può sperimentare un aumento dell'energia, una migliore digestione, una pelle più sana e una mente più chiara.

In sintesi, il principio del "trattamento della causa" nella naturopatia sottolinea l'importanza di identificare e affrontare le cause sottostanti delle malattie. Questo approccio mira a promuovere la guarigione naturale, prevenire le recidive e migliorare il benessere generale attraverso terapie personalizzate e cambiamenti dello stile di vita che affrontano le radici dei problemi di salute.

- **Primum Non Nocere (Prima di Tutto, Non Fare del Male)**:

Il principio "Primum Non Nocere" è uno dei pilastri fondamentali dell'arte medica, incluso nella pratica naturopatica. In italiano, si traduce letteralmente in "Prima di tutto, non fare del male." Questo principio sottolinea l'importanza di evitare danni o effetti collaterali dannosi quando si cerca di curare o migliorare la salute di un individuo.

Nella naturopatia, questo principio viene applicato in vari modi:

- Terapie Sicure: I naturopati cercano di utilizzare terapie e rimedi naturali che siano sicuri e privi di effetti collaterali dannosi. Questo significa scegliere con attenzione le erbe, gli oli essenziali, gli integratori o altre modalità di trattamento che siano appropriati per il paziente e non comportino rischi significativi.

- Valutazione Prudente: Prima di iniziare qualsiasi trattamento, il naturopata effettua una valutazione approfondita della salute del paziente, comprese la storia clinica, le condizioni preesistenti e le possibili controindicazioni. Questo aiuta a garantire che il trattamento scelto sia sicuro per il paziente.

- Monitoraggio e Adattamento: Durante il trattamento, il naturopata monitora attentamente la risposta del paziente. Se si verificano effetti collaterali o problemi, il trattamento può essere adattato o modificato per evitare ulteriori danni.

- Educazione del Paziente: Un aspetto importante della naturopatia è l'educazione del paziente. I naturopati forniscono informazioni dettagliate ai loro pazienti sui trattamenti proposti, i benefici attesi e i possibili rischi. Ciò consente al paziente di prendere decisioni informate sulla propria salute.

- Integrazione con le Cure Convenzionali: Quando necessario, i naturopati possono lavorare in collaborazione con medici convenzionali per garantire che il paziente riceva cure integrate e sicure. Questo può essere particolarmente importante in casi di condizioni gravi o complesse.

In conclusione, il principio "Primum Non Nocere" nella naturopatia sottolinea l'importanza di evitare danni o effetti collaterali dannosi durante la cura di un individuo. Questo principio guida la scelta di terapie sicure, la valutazione prudente del paziente, il monitoraggio attento e l'educazione del paziente per garantire che il trattamento sia sempre nel migliore interesse della salute del paziente.

- **Il Concetto di Vitalità:**

Il concetto di vitalità è un altro pilastro fondamentale nella pratica della naturopatia. In italiano, la vitalità si riferisce all'energia vitale o alla forza interna che sostiene la salute e il benessere di un individuo. La naturopatia attribuisce grande importanza a questo concetto e cerca di rafforzare e ottimizzare la vitalità di una persona per favorire la guarigione e il benessere. Ecco come il concetto di vitalità è centrale nella naturopatia:

- Promuovere l'Energia Naturale: La naturopatia crede che il corpo umano abbia un potenziale innato di guarigione e di mantenimento della salute. Questa energia naturale, o vitalità, può essere influenzata positivamente attraverso scelte di vita sane e trattamenti naturali.

- Rafforzare il Corpo e la Mente: La vitalità non riguarda solo il corpo, ma anche la mente e lo spirito. Un individuo con una vitalità ottimale gode di energia fisica, chiarezza mentale e stabilità emotiva.

- Risolvere le Disfunzioni: Quando la vitalità è compromessa, possono verificarsi disfunzioni nel corpo. La naturopatia cerca di identificare e risolvere queste disfunzioni, permettendo al corpo di ritrovare la sua energia e il suo equilibrio naturali.

- Stimolare la Guarigione: La vitalità è strettamente legata al processo di guarigione. Rafforzando la vitalità, la naturopatia aiuta il corpo a guarire in modo più rapido ed efficace da malattie o lesioni.

- Sostenere la Prevenzione: Una vitalità robusta è fondamentale per prevenire le malattie. Un corpo con una buona vitalità è più resistente alle infezioni e alle malattie croniche.

- Equilibrio e Armonia: Il benessere ottimale si raggiunge quando la vitalità è in equilibrio e in armonia. Ciò significa che il corpo funziona in modo efficiente, la mente è chiara e lo spirito è in pace.

- Integrazione di Terapie Naturali: La naturopatia utilizza terapie naturali, come erboristeria, idroterapia, massaggio e alimentazione, per rafforzare la vitalità del paziente. Queste terapie mirano a rimuovere le barriere alla guarigione naturale.

- Educazione e Consapevolezza: Parte dell'approccio naturopatico consiste nell'educare il paziente sulla propria salute e sulla promozione della vitalità. Questo include consigli su alimentazione, esercizio fisico, gestione dello stress e stile di vita sano.

In sintesi, il concetto di vitalità è centrale nella naturopatia e riflette l'energia vitale interna che sostiene la salute e il benessere di un individuo. La naturopatia mira a rafforzare questa vitalità attraverso terapie naturali, cambiamenti dello stile di vita e consapevolezza, consentendo al corpo di guarire, prevenire malattie e raggiungere un equilibrio ottimale tra corpo, mente e spirito.

- **La Prevenzione:**

La prevenzione è un concetto fondamentale nella pratica della naturopatia. In italiano, la prevenzione si riferisce all'insieme di misure adottate per evitare il manifestarsi di malattie o disturbi prima che si verifichino. La naturopatia attribuisce grande importanza a questo principio e mira a prevenire le malattie attraverso una serie di approcci olistici e naturali. Ecco come la prevenzione è centrale nella naturopatia:

- Promuovere la Salute a Lungo Termine: La naturopatia si concentra sulla promozione della salute a lungo termine, piuttosto che sulla semplice gestione dei sintomi delle malattie esistenti. Ciò significa adottare uno stile di vita sano e prendere decisioni quotidiane che siano benefiche per la salute.

- Cambiamenti dello Stile di Vita: Uno dei modi principali per prevenire le malattie nella naturopatia è attraverso cambiamenti positivi dello stile di vita. Questi includono una dieta sana, l'esercizio fisico regolare, il controllo dello stress, il sonno adeguato e l'eliminazione di abitudini nocive come il fumo.

- Alimentazione Adeguata: La dieta gioca un ruolo chiave nella prevenzione delle malattie secondo la naturopatia. Una dieta equilibrata, ricca di alimenti integrali, frutta, verdura e proteine magre, può contribuire a mantenere il corpo sano e a prevenire malattie croniche.

- Supplementi Nutrizionali: In alcuni casi, i naturopati possono consigliare l'uso di integratori alimentari per assicurare un adeguato apporto di nutrienti essenziali che possono mancare nella dieta quotidiana. Questo può contribuire a prevenire carenze nutrizionali.

- Terapie Naturali: La naturopatia utilizza terapie naturali come l'erboristeria, l'idroterapia, la terapia nutrizionale e il massaggio per sostenere la salute e prevenire malattie. Queste terapie mirano a rafforzare il sistema immunitario e migliorare la funzione del corpo.

- Gestione dello Stress: Il controllo dello stress è considerato essenziale nella prevenzione delle malattie. La naturopatia promuove tecniche di gestione dello stress come la meditazione, lo yoga e la respirazione profonda per favorire l'equilibrio emotivo e mentale.

- Educazione del Paziente: Parte del ruolo del naturopata è educare il paziente sulla propria salute e sulla prevenzione delle malattie. Ciò include informazioni su come prendersi cura di sé stessi e su come evitare fattori di rischio.

- Integrazione delle Cure: La naturopatia può essere integrata con le cure mediche convenzionali quando necessario, al fine di fornire al paziente un approccio completo alla prevenzione e al trattamento delle malattie.

In sintesi, la prevenzione è un principio centrale nella naturopatia, che mira a evitare il manifestarsi di malattie attraverso cambiamenti dello stile di vita salutari, terapie naturali e l'adozione di una mentalità proattiva verso la propria salute. La prevenzione è vista come un modo efficace per mantenere il benessere e la vitalità a lungo termine.

- **Il Ruolo del Naturopata:**

Il naturopata è un professionista della salute naturale che svolge un ruolo fondamentale nell'aiutare le persone a raggiungere e mantenere il benessere attraverso approcci olistici e terapie naturali. Il ruolo del naturopata è diversificato e coinvolge varie responsabilità nell'assistenza al paziente. Ecco come il naturopata svolge il suo ruolo:

- Valutazione del Paziente: Il naturopata inizia il processo di cura con una valutazione completa del paziente. Questo coinvolge l'acquisizione di una storia clinica dettagliata, la comprensione delle condizioni di salute attuali e passate e la valutazione dello stile di vita.
- Pianificazione del Trattamento Personalizzato: Basandosi sulla valutazione, il naturopata crea un piano di trattamento personalizzato. Questo piano tiene conto delle esigenze e dei desideri specifici del paziente, nonché delle cause sottostanti delle condizioni di salute.
- Terapie Naturali: Il naturopata utilizza una varietà di terapie naturali per sostenere la salute del paziente. Queste possono includere erboristeria, rimedi omeopatici, massaggi, idroterapia, terapia nutrizionale e altre modalità di trattamento naturali.
- Educazione del Paziente: Una parte essenziale del ruolo del naturopata è educare il paziente sulla propria salute e sulle opzioni di trattamento. Questo coinvolge spiegare le terapie proposte, i benefici attesi e l'importanza dello stile di vita sano.
- Promozione dello Stile di Vita Salutare: Il naturopata promuove uno stile di vita sano e l'adozione di abitudini benefiche per la salute. Ciò può includere consigli su dieta, esercizio fisico, gestione dello stress, sonno e altri aspetti dello stile di vita.
- Monitoraggio e Adattamento: Durante il trattamento, il naturopata monitora attentamente la risposta del paziente. Se necessario, il piano di trattamento viene adattato per ottenere i migliori risultati possibili.
- Collaborazione con Altri Professionisti: In alcuni casi, il naturopata può collaborare con altri professionisti della salute, come medici convenzionali, specialisti o terapisti, per garantire un approccio integrato alla cura del paziente.
- Prevenzione: Il naturopata sottolinea l'importanza della prevenzione delle malattie attraverso uno stile di vita sano e il rafforzamento delle difese naturali del corpo.

- Rispetto per il Paziente: Il naturopata opera con rispetto e compassione per il paziente, ascoltando le loro preoccupazioni e lavorando in collaborazione con loro per migliorare la salute e il benessere.
- Evoluzione Continua: Il naturopata si impegna nell'aggiornamento costante delle proprie conoscenze e competenze per offrire il miglior livello di assistenza possibile.

In sintesi, il ruolo del naturopata è multifaceted e coinvolge l'identificazione delle cause sottostanti delle malattie, la creazione di piani di trattamento personalizzati, l'uso di terapie naturali, l'educazione del paziente e la promozione dello stile di vita sano. Il naturopata lavora a stretto contatto con il paziente per migliorare la salute e il benessere in modo naturale e olistico.

- **Il Concetto di Olisticità:**

Il concetto di olisticità è un principio centrale nella pratica della naturopatia. In italiano, l'olisticità si riferisce alla considerazione di una persona come un'entità completa, in cui corpo, mente e spirito sono interconnessi e influenzano reciprocamente la salute e il benessere. La naturopatia abbraccia questo principio e mira a trattare l'individuo nel suo insieme anziché concentrarsi solo sui sintomi di una malattia. Ecco come il concetto di olisticità è fondamentale nella naturopatia:

- Integrazione delle Dimensioni: Nella naturopatia, si riconosce che il corpo fisico, la mente e lo spirito sono interconnessi e influenzano reciprocamente la salute. Questo significa che uno squilibrio in una di queste dimensioni può avere un impatto sulla salute globale dell'individuo.
- Approccio Globale alla Cura: La naturopatia mira a identificare e risolvere le cause sottostanti delle malattie, tenendo conto di tutti gli aspetti della vita del paziente, tra cui dieta, stile di vita, emozioni e ambiente.
- Promozione dell'Equilibrio: L'obiettivo della naturopatia è aiutare l'individuo a raggiungere un equilibrio armonico tra le diverse

dimensioni della salute. Questo equilibrio è fondamentale per il benessere complessivo.

- Considerazione della Salute Mentale ed Emotiva: Nella naturopatia, la salute mentale ed emotiva è considerata altrettanto importante quanto la salute fisica. L'equilibrio mentale ed emotivo è essenziale per il benessere globale.

- Terapie Olistiche: Le terapie utilizzate nella naturopatia spesso mirano a sostenere l'olisticità della persona. Ciò può includere pratiche come la meditazione, la terapia del respiro, il massaggio e la terapia nutrizionale.

- Educazione del Paziente: Il naturopata educa il paziente sulla connessione tra mente, corpo e spirito e su come questi aspetti possono influenzare la salute. Ciò consente al paziente di comprendere meglio sé stesso e le scelte che può fare per promuovere il benessere.

- Prevenzione: L'approccio olistico comprende anche la prevenzione delle malattie attraverso uno stile di vita sano, la gestione dello stress e l'equilibrio emotivo.

- Personalizzazione del Trattamento: Poiché ogni individuo è unico, il trattamento naturopatico è altamente personalizzato. Le terapie e le raccomandazioni sono adattate alle esigenze specifiche del paziente.

In sintesi, il concetto di olisticità è centrale nella naturopatia, che considera la persona come un'entità completa in cui corpo, mente e spirito sono interconnessi. Questo approccio mira a trattare le cause sottostanti delle malattie, promuovere l'equilibrio e il benessere globale e educare il paziente sulla sua salute complessiva. La naturopatia cerca di raggiungere un equilibrio armonico tra tutte le dimensioni della salute per una vita sana e appagante.

- **L'Utilizzo di Terapie Naturali:**

Nella pratica naturopatica, l'uso di terapie naturali è un elemento chiave per promuovere la salute e il benessere. Queste terapie si basano su rimedi e approcci provenienti dalla natura e mirano a sostenere il corpo nella guarigione e nella prevenzione delle malattie. Ecco come vengono utilizzate le terapie naturali nella naturopatia:

- Erboristeria: Le erbe medicinali sono ampiamente utilizzate nella naturopatia. Gli erboristi naturopati prescrivono erbe specifiche per trattare condizioni di salute particolari. Le erbe possono essere utilizzate in varie forme, tra cui infusi, tisane, tinture o capsule.

- Omeopatia: L'omeopatia è una forma di terapia naturale che si basa sul principio della similitudine, dove sostanze naturali altamente diluite vengono utilizzate per stimolare il sistema di guarigione del corpo. L'omeopatia è utilizzata per una vasta gamma di disturbi.

- Massaggio: Il massaggio è una terapia naturale utilizzata per alleviare lo stress, rilassare i muscoli e migliorare la circolazione. Può essere utilizzato come parte di un piano di trattamento per affrontare condizioni fisiche o come terapia per il rilassamento e il benessere generale.

- Idroterapia: L'uso dell'acqua come terapia è noto come idroterapia. Questa pratica può includere bagni idroterapici, impacchi caldi o freddi e altre applicazioni di acqua per scopi terapeutici, come la riduzione dell'infiammazione o il sollievo dal dolore.

- Terapia Nutrizionale: La naturopatia mette grande enfasi sull'alimentazione come base per la salute. I naturopati utilizzano la terapia nutrizionale per correggere squilibri dietetici e migliorare la nutrizione generale del paziente.

- Oli Essenziali: Gli oli essenziali derivati da piante aromatiche sono utilizzati nella naturopatia per vari scopi, tra cui il sollievo dallo stress, la promozione della concentrazione, il miglioramento della pelle e il trattamento di problemi respiratori.

- Terapie Energetiche: Alcuni naturopati utilizzano terapie energetiche come la riflessologia, l'agopuntura o il reiki per influenzare l'equilibrio energetico del corpo e favorire la guarigione.

- Consigli sullo Stile di Vita: La naturopatia fornisce anche consulenze sullo stile di vita, che includono raccomandazioni per una dieta sana, l'esercizio fisico regolare, la gestione dello stress e altre abitudini benefiche per la salute.

- Educazione del Paziente: Parte importante dell'utilizzo di terapie naturali è educare il paziente sulla propria salute e sulle terapie proposte. Ciò consente al paziente di essere coinvolto attivamente nel proprio percorso di guarigione.

In conclusione, le terapie naturali sono uno strumento fondamentale nella pratica naturopatica. Queste terapie mirano a sostenere il corpo nella guarigione, prevenire malattie e promuovere il benessere generale. Sono scelte con cura in base alle esigenze individuali del paziente e fanno parte di un approccio olistico alla salute che considera corpo, mente e spirito come interconnessi.

- **L'Adattabilità:**

Nella naturopatia, l'adattabilità è un concetto importante che riflette la capacità del corpo umano di adattarsi a diverse situazioni, condizioni e cambiamenti nell'ambiente. Questo principio sottolinea che un corpo sano è in grado di rispondere in modo flessibile ed efficace alle sfide esterne e interne. Ecco come l'adattabilità è centrale nella naturopatia:

- Risposta alle Variazioni Ambientali: Il corpo umano è costantemente esposto a variazioni nell'ambiente, come cambiamenti climatici, esposizione a tossine o fluttuazioni nei livelli di stress. Un corpo adattabile è in grado di gestire queste variazioni senza compromettere la salute.

- Sistema Immunitario: Un sistema immunitario forte e reattivo è un elemento chiave dell'adattabilità. Il corpo deve essere in grado di riconoscere e combattere agenti patogeni come virus e batteri per prevenire malattie.

- Equilibrio Interno: L'adattabilità riguarda anche il mantenimento dell'equilibrio interno del corpo. Questo include la regolazione della temperatura corporea, l'equilibrio ormonale, il controllo dell'infiammazione e l'omeostasi in generale.

- Risposta allo Stress: L'adattabilità comprende la capacità di gestire lo stress in modo sano. Un corpo adattabile è in grado di affrontare lo stress senza che ciò porti a problemi di salute cronici.
- Risposta alle Terapie: Nella naturopatia, l'adattabilità si riflette anche nella risposta del corpo alle terapie naturali. Un corpo che si adatta bene a queste terapie è in grado di trarne beneficio in modo più efficace.
- Prevenzione delle Malattie: Un corpo adattabile è in grado di prevenire malattie attraverso meccanismi di difesa efficaci, come il sistema immunitario. Questo riduce il rischio di malattie e infezioni.
- Sostenere l'Adattabilità: La naturopatia cerca di sostenere e migliorare l'adattabilità attraverso cambiamenti dello stile di vita sani, terapie naturali e strategie di gestione dello stress. Ciò include una dieta equilibrata, l'esercizio fisico, la meditazione e altre pratiche di benessere.
- Educazione del Paziente: L'educare il paziente sull'importanza dell'adattabilità e su come migliorarla è parte integrante della pratica naturopatica. Questo consente al paziente di prendersi cura attivamente della propria salute.

In sintesi, l'adattabilità è un principio fondamentale nella naturopatia che riflette la capacità del corpo umano di rispondere in modo efficace alle sfide ambientali e interne. Mantenere un corpo adattabile è essenziale per la prevenzione delle malattie e il mantenimento del benessere. La naturopatia promuove l'adattabilità attraverso strategie di stile di vita e terapie naturali che sostengono il corpo nella sua capacità di adattamento.

- **L'Equilibrio e l'Armonia:**

Nella naturopatia, l'equilibrio e l'armonia sono concetti fondamentali che riflettono l'obiettivo di raggiungere uno stato di salute ottimale. Questi principi si basano sull'idea che il benessere è il risultato di un equilibrio armonico tra corpo, mente e spirito. Ecco come l'equilibrio e l'armonia sono centrali nella naturopatia:

- Equilibrio Fisico: L'equilibrio fisico implica un corpo in salute, senza eccessi né carenze. La naturopatia si concentra su una dieta equilibrata, l'esercizio fisico regolare e la gestione del peso per mantenere il corpo in equilibrio.

- Equilibrio Emotivo: Il benessere emotivo è essenziale per l'equilibrio generale. La naturopatia promuove strategie per affrontare lo stress, come la meditazione e la terapia del respiro, per favorire l'equilibrio emotivo.
- Equilibrio Mentale: La chiarezza mentale e la concentrazione sono aspetti dell'equilibrio mentale. La naturopatia incoraggia la gestione del pensiero e l'adozione di abitudini mentali positive.
- Equilibrio Spirituale: L'armonia spirituale è un elemento importante per molte persone. Anche se la naturopatia non è necessariamente legata a una religione specifica, può sostenere la ricerca di significato e di connessione con il mondo che circonda il paziente.
- Armonia con la Natura: La naturopatia promuove l'armonia con la natura. Ciò include il consumo di alimenti integrali, l'uso di rimedi naturali come le erbe e l'adesione a pratiche che rispettano l'ambiente.
- Equilibrio Ormonale: L'equilibrio degli ormoni è cruciale per la salute. La naturopatia può utilizzare terapie naturali per affrontare disturbi ormonali e mantenere l'equilibrio.
- Armonia tra Corpo e Mente: L'equilibrio tra corpo e mente è centrale nella naturopatia. Un corpo sano contribuisce a una mente sana e viceversa.
- Armonia tra il Paziente e il Naturopata: La relazione tra il paziente e il naturopata è basata sulla fiducia e sulla collaborazione. Il naturopata lavora con il paziente per aiutarlo a raggiungere l'equilibrio e l'armonia nella sua salute.
- Prevenzione delle Malattie: Mantenere l'equilibrio e l'armonia in tutte le dimensioni della salute è un modo efficace per prevenire malattie e problemi di salute.
- Educazione del Paziente: Un aspetto fondamentale della naturopatia è educare il paziente sul ruolo dell'equilibrio e dell'armonia nella

salute. Ciò consente al paziente di prendere decisioni informate e di adottare uno stile di vita che favorisce l'equilibrio.

In sintesi, l'equilibrio e l'armonia sono concetti centrali nella naturopatia che riflettono l'obiettivo di mantenere uno stato di salute ottimale. Questi principi incoraggiano il benessere globale attraverso l'equilibrio fisico, emotivo, mentale e spirituale. La naturopatia promuove la consapevolezza del paziente su come raggiungere e mantenere l'equilibrio e l'armonia nella propria vita.

I Mezzi di Guarigione Naturali

Nella naturopatia, i mezzi di guarigione naturali sono fondamentali per promuovere il benessere e la salute senza l'uso di farmaci sintetici o interventi invasivi. Questi mezzi si basano sulla natura e sfruttano le risorse naturali per sostenere il corpo nella guarigione e nella prevenzione delle malattie. Ecco alcuni dei mezzi di guarigione naturali comunemente utilizzati nella naturopatia:

- Erboristeria: Le erbe medicinali sono ampiamente utilizzate nella naturopatia. Gli erboristi naturopati prescrivono erbe specifiche per trattare condizioni di salute particolari. Queste erbe possono essere preparate come infusi, tinture, capsule o unguenti.

- Omeopatia: L'omeopatia è una pratica che utilizza piccole dosi di sostanze naturali altamente diluite per stimolare il sistema di guarigione del corpo. È utilizzata per trattare una vasta gamma di disturbi e sintomi.

- Terapia Nutrizionale: La terapia nutrizionale mira a correggere squilibri dietetici e migliorare la salute attraverso l'alimentazione. I naturopati forniscono consigli su diete personalizzate e integratori alimentari.

- Idroterapia: L'uso dell'acqua per scopi terapeutici è noto come idroterapia. Questa pratica comprende bagni idroterapici, impacchi caldi o freddi e altre applicazioni per ridurre il dolore, l'infiammazione e promuovere la guarigione.

- Massaggio: Il massaggio è utilizzato per alleviare il dolore muscolare, ridurre lo stress e migliorare la circolazione sanguigna. È una terapia naturale che favorisce il rilassamento e il benessere.

- Oli Essenziali: Gli oli essenziali, estratti da piante aromatiche, vengono utilizzati per vari scopi terapeutici, tra cui il sollievo dallo stress, il miglioramento della pelle, il trattamento di problemi respiratori e altro ancora.

- Pratiche Energetiche: Alcuni naturopati utilizzano pratiche energetiche come l'agopuntura, la riflessologia o il reiki per influenzare l'energia del corpo e favorire la guarigione.

- Consigli sullo Stile di Vita: La naturopatia promuove uno stile di vita sano come mezzo di guarigione naturale. Ciò include una dieta equilibrata, l'esercizio fisico regolare, la gestione dello stress e il riposo adeguato.

- Educazione del Paziente: Parte importante del trattamento naturopatico è l'educazione del paziente. I naturopati insegnano ai pazienti come prendersi cura della propria salute e adottare abitudini che favoriscono la guarigione.

- Prevenzione: Uno dei principali obiettivi della naturopatia è la prevenzione delle malattie attraverso l'adozione di uno stile di vita sano e l'equilibrio delle funzioni naturali del corpo.

In sintesi, i mezzi di guarigione naturali sono una parte integrante della naturopatia. Queste pratiche mirano a sostenere la guarigione e il benessere del corpo attraverso l'uso di risorse naturali e l'adozione di uno stile di vita sano. Sono scelti in base alle esigenze individuali del paziente e fanno parte di un approccio olistico alla salute che considera corpo, mente e spirito come interconnessi.

Nel corso di questo libro, esploreremo approfonditamente come puoi integrare questi principi nella tua vita quotidiana, con un focus particolare sull'alimentazione come chiave per una salute ottimale. La naturopatia offre un modo unico e potente per migliorare la tua salute e vivere la vita al massimo delle tue potenzialità.

Capitolo 2: Fondamenti di una Buona Alimentazione

Un'alimentazione sana è il fondamento della naturopatia e della salute ottimale. In questo capitolo, esploreremo i principi fondamentali di una buona alimentazione secondo la prospettiva naturopatica.

Alimenti Integrali e Naturali

Nella naturopatia, un'enfasi significativa è posta sull'importanza di consumare alimenti integrali e naturali come parte di una dieta equilibrata per promuovere la salute e il benessere. Gli alimenti integrali e naturali sono quelli che subiscono il minimo processo di raffinazione e conservano la loro composizione nutrizionale originale. Questi alimenti forniscono nutrienti essenziali al corpo umano e sostengono il suo equilibrio naturale. Ecco perché gli alimenti integrali e naturali sono centrali nella naturopatia:

- Minimo Processo di Raffinazione: Gli alimenti integrali sono minimamente processati, il che significa che mantengono la loro forma e composizione naturale. Ad esempio, i cereali integrali contengono il germe, il chicco e la crusca, mentre i cereali raffinati sono privati di queste componenti nutritive.

- Nutrienti Essenziali: Gli alimenti integrali sono ricchi di nutrienti essenziali come vitamine, minerali, fibre, proteine e antiossidanti. Questi nutrienti svolgono ruoli cruciali nella salute generale del corpo.

- Maggiori Fibre: Gli alimenti integrali sono spesso più ricchi di fibre rispetto ai loro omologhi raffinati. Le fibre svolgono un ruolo chiave nella regolazione della digestione, nella gestione del peso e nella prevenzione di malattie.

- Meno Zuccheri Aggiunti: Gli alimenti integrali tendono ad avere meno zuccheri aggiunti e additivi rispetto ai prodotti altamente processati. Questo contribuisce a una dieta più sana.

- Equilibrio dell'Indice Glicemico: Gli alimenti integrali spesso hanno un indice glicemico più basso rispetto agli alimenti raffinati, il che aiuta a regolare i livelli di zucchero nel sangue.
- Benefici per la Salute Cardiovascolare: Una dieta ricca di alimenti integrali può contribuire a migliorare la salute cardiovascolare riducendo il rischio di malattie cardiache.
- Promozione del Benessere Digestivo: Le fibre presenti negli alimenti integrali supportano una digestione sana e regolare.
- Maggiore Soddisfazione: Gli alimenti integrali spesso forniscono una maggiore sensazione di sazietà, il che può aiutare a controllare l'appetito e il peso.
- Prevenzione delle Malattie: Una dieta basata su alimenti integrali è associata a una minore incidenza di malattie croniche, tra cui il diabete di tipo 2 e alcune forme di cancro.
- Armonia con la Natura: Gli alimenti integrali rispettano l'equilibrio naturale delle risorse alimentari e riducono l'impatto ambientale rispetto a prodotti altamente processati.

In sintesi, gli alimenti integrali e naturali sono fondamentali nella naturopatia per la loro capacità di fornire nutrienti essenziali, sostenere il benessere generale e prevenire malattie. La naturopatia promuove l'adozione di una dieta basata su alimenti integrali come parte di uno stile di vita sano ed equilibrato, contribuendo così a mantenere l'equilibrio naturale del corpo.

Bilancio e Varietà

Il bilancio e la varietà sono due principi chiave nell'ambito della naturopatia e nella promozione di uno stile di vita sano. Questi principi si applicano sia all'alimentazione che alle pratiche di vita quotidiana ed è fondamentale per mantenere l'equilibrio nella salute. Ecco come il bilancio e la varietà sono centrali nella naturopatia:

- Bilancio Nutrizionale: La naturopatia promuove un bilancio nutrizionale adeguato come parte di una dieta sana. Ciò significa ottenere una gamma equilibrata di nutrienti essenziali, tra cui proteine, carboidrati, grassi sani, vitamine e minerali. Questo aiuta a prevenire carenze e squilibri nutrizionali.

- Varietà Alimentare: Una dieta varia è fondamentale per garantire l'assunzione di tutti i nutrienti necessari. Consumare una vasta gamma di alimenti, tra cui frutta, verdura, cereali integrali, proteine magre e grassi sani, fornisce una varietà di nutrienti e benefici per la salute.
- Equilibrio dei Macronutrienti: La naturopatia incoraggia l'equilibrio tra carboidrati, proteine e grassi nella dieta. Questo equilibrio aiuta a mantenere i livelli di energia stabili, supporta la salute muscolare e favorisce la gestione del peso.
- Bilancio Ormonale: La dieta e lo stile di vita possono influenzare l'equilibrio ormonale nel corpo. La naturopatia considera l'importanza di una dieta equilibrata e di pratiche di vita che supportino un bilancio ormonale sano.
- Varietà nelle Attività Fisiche: Oltre all'alimentazione, la naturopatia promuove la varietà nelle attività fisiche. Cambiare regolarmente il tipo di esercizio aiuta a coinvolgere diversi gruppi muscolari e a prevenire l'adattamento e la noia.
- Bilancio tra Attività e Riposo: Il riposo è altrettanto importante quanto l'attività fisica. Trovare un equilibrio tra attività e riposo contribuisce alla salute generale e al recupero del corpo.
- Varietà nelle Abitudini Mentali: La naturopatia considera anche la varietà nelle abitudini mentali. Questo include pratiche come la meditazione, la mindfulness e l'adozione di pensieri positivi per promuovere una mente equilibrata.
- Gestione dello Stress: La naturopatia promuove strategie di gestione dello stress, come il rilassamento, l'esercizio e la connessione sociale, per mantenere l'equilibrio emotivo e mentale.
- Prevenzione delle Malattie: Un approccio bilanciato e vario alla dieta e allo stile di vita aiuta a prevenire molte malattie croniche, come il diabete, le malattie cardiache e l'obesità.

- Educazione del Paziente: Un ruolo chiave del naturopata è educare il paziente su come raggiungere e mantenere il bilancio e la varietà nella sua vita. Ciò consente al paziente di prendersi cura attivamente della propria salute.

In conclusione, il bilancio e la varietà sono principi fondamentali nella naturopatia per promuovere una dieta e uno stile di vita sano. Questi principi aiutano a mantenere l'equilibrio nella salute fisica, mentale ed emotiva. La naturopatia fornisce orientamenti su come raggiungere il bilancio e la varietà nella dieta e nelle pratiche di vita quotidiana, contribuendo così a una vita sana e appagante.

Alimenti Ricchi di Nutrienti

Nella naturopatia, un'attenzione particolare è dedicata all'identificazione e al consumo di alimenti ricchi di nutrienti per promuovere la salute e il benessere. Gli alimenti ricchi di nutrienti sono quelli che forniscono una densità nutrizionale elevata, cioè una quantità significativa di nutrienti essenziali per ogni caloria consumata. Questi alimenti sono centrali nella naturopatia per diversi motivi:

- Forniscono Nutrienti Essenziali: Gli alimenti ricchi di nutrienti contengono una vasta gamma di vitamine, minerali, proteine, fibre e antiossidanti che sono essenziali per la salute del corpo.

- Sostenendo la Guarigione: La naturopatia sfrutta alimenti ricchi di nutrienti per sostenere il corpo nella guarigione da disturbi e malattie. Questi nutrienti supportano il sistema immunitario e altri processi di guarigione.

- Migliorano il Benessere: Consumare alimenti ricchi di nutrienti contribuisce al benessere generale, fornendo al corpo ciò di cui ha bisogno per funzionare al meglio.

- Mantenimento del Peso: Gli alimenti ricchi di nutrienti tendono ad essere più sazianti, il che può aiutare a controllare l'appetito e a mantenere un peso corporeo sano.

- Prevenzione delle Malattie: Una dieta basata su alimenti ricchi di nutrienti è associata a una minore incidenza di malattie croniche, come il diabete di tipo 2 e alcune forme di cancro.

- Gestione del Diabete: Alcuni alimenti ricchi di nutrienti possono contribuire a regolare i livelli di zucchero nel sangue, il che è importante per le persone con diabete.

- Equilibrio Ormonale: Una dieta ricca di nutrienti contribuisce all'equilibrio ormonale, un aspetto cruciale per la salute.

- Sostenere la Funzione del Cervello: Alcuni nutrienti presenti negli alimenti ricchi di nutrienti favoriscono la funzione cognitiva e la salute del cervello.

- Prevenzione delle Carenze: Consumare una varietà di alimenti ricchi di nutrienti aiuta a prevenire carenze nutrizionali.

Esempi di alimenti ricchi di nutrienti includono verdure a foglia verde, frutta fresca, noci, semi, legumi, cereali integrali, pesce grasso, carne magra, latticini magri e alimenti ricchi di antiossidanti come bacche e agrumi.

In sintesi, la naturopatia enfatizza l'importanza di consumare alimenti ricchi di nutrienti per promuovere una salute ottimale e prevenire malattie. Questi alimenti forniscono al corpo una vasta gamma di sostanze nutritive essenziali che svolgono un ruolo cruciale nella funzione corporea e nel mantenimento del benessere. La naturopatia incoraggia il consumo regolare di alimenti ricchi di nutrienti come parte di uno stile di vita sano ed equilibrato.

Idratazione Adeguata

L'idratazione adeguata è un aspetto fondamentale della salute e del benessere ed è una componente essenziale della naturopatia. Mantenere il corpo ben idratato è cruciale per il corretto funzionamento di molti processi fisiologici ed è centralizzato nei principi della naturopatia per diverse ragioni:

- Equilibrio dei Fluidi: L'idratazione aiuta a mantenere l'equilibrio dei fluidi corporei, che è essenziale per la digestione, la circolazione del sangue e la regolazione della temperatura corporea.
- Detossificazione: L'acqua è fondamentale per i processi di disintossicazione del corpo. Favorisce l'eliminazione di tossine e scorie attraverso i reni e il sistema linfatico.
- Digestione Salutare: L'acqua aiuta a lubricare il tratto digestivo, migliorando la funzione intestinale e prevenendo la stitichezza.
- Miglioramento dell'Energia: La disidratazione può causare stanchezza e mancanza di energia. Mantenere un buon stato di idratazione contribuisce a mantenere alti i livelli di energia.
- Pelle Sana: L'acqua favorisce una pelle sana e radiante, contribuendo alla sua idratazione e al mantenimento dell'elasticità.
- Mantenimento del Peso: L'idratazione adeguata può contribuire a controllare l'appetito, evitando che la sete venga confusa con la fame.
- Salute Renale: L'acqua è essenziale per la salute dei reni, poiché aiuta a diluire le sostanze che potrebbero portare a calcoli renali.
- Sistema Immunitario: L'idratazione può sostenere un sistema immunitario forte, facilitando il trasporto di nutrienti e cellule del sistema immunitario attraverso il corpo.
- Cervello e Funzione Cognitiva: Una buona idratazione è importante per la funzione cognitiva e il mantenimento della concentrazione.
- Prevenzione delle Malattie: L'acqua svolge un ruolo nella prevenzione di malattie come l'ipertensione, le infezioni delle vie urinarie e le malattie renali.

La naturopatia promuove l'idratazione adeguata come parte di uno stile di vita sano. I naturopati spesso consigliano di bere acqua pura, evitando bevande zuccherate o con caffeina. La quantità di acqua necessaria può variare da persona a persona, ma generalmente è consigliabile bere almeno otto bicchieri di acqua al giorno o più, a seconda delle esigenze individuali, dell'età e del livello di attività fisica.

In conclusione, l'idratazione adeguata è un pilastro della naturopatia e della salute in generale. Mantenere il corpo ben idratato è essenziale per il funzionamento ottimale del corpo e contribuisce a prevenire molte condizioni di salute. La naturopatia incoraggia il consumo regolare di acqua e l'adozione di buone abitudini idriche come parte di un approccio olistico alla salute.

Ascolta il Tuo Corpo

Nella naturopatia, un principio chiave è l'importanza di ascoltare il proprio corpo. Questo significa essere consapevoli delle sensazioni fisiche, delle emozioni e delle intuizioni interiori. Ascoltare il proprio corpo è fondamentale per mantenere il benessere e la salute. Ecco come questo principio è centralizzato nella naturopatia:

- Segnali Fisici: Il corpo invia costantemente segnali riguardo alle sue esigenze. Questi segnali possono includere la fame, la sete, la stanchezza, il dolore e l'energia. Ascoltare e rispondere a questi segnali è essenziale per soddisfare le necessità fisiche.

- Nutrizione Intuitiva: La naturopatia promuove la nutrizione intuitiva, che consiste nel mangiare in base all'ascolto del proprio corpo. Significa consumare cibo quando si ha fame e fermarsi quando si è sazi, piuttosto che seguire rigorosamente orari dei pasti predefiniti.

- Gestione dello Stress: Ascoltare il corpo può aiutare a identificare i segnali di stress e a trovare modi sani per affrontarli, come il rilassamento, la meditazione o l'esercizio fisico.

- Sonno e Riposo: Riconoscere la stanchezza e ascoltare il bisogno di sonno è cruciale per un riposo adeguato. Il sonno di qualità è fondamentale per la salute generale.

- Emozioni e Stress: La naturopatia riconosce l'importanza di affrontare le emozioni e lo stress. Ascoltare e comprendere le proprie emozioni può favorire l'equilibrio mentale ed emotivo.

- Sintomi e Dolore: Ascoltare il corpo quando si verificano sintomi o dolore può aiutare a individuare le cause sottostanti e a prendere misure preventive o terapeutiche appropriate.

- Segnali di Sazieta: Riconoscere i segnali di sazietà è importante per evitare il sovrappeso e la cattiva digestione. La naturopatia promuove il mangiare con consapevolezza.

- Intuizione: La naturopatia considera l'importanza dell'intuizione e della saggezza interna. Questo può influenzare le scelte di vita, la carriera e la salute in generale.

- Comunicazione con il Naturopata: Quando si lavora con un naturopata, è essenziale comunicare apertamente e ascoltare le raccomandazioni del professionista per personalizzare il trattamento.

In sintesi, ascoltare il proprio corpo è un principio chiave nella naturopatia per promuovere la salute fisica, mentale ed emotiva. Questo approccio olistico alla salute incoraggia la consapevolezza di sé stessi e delle proprie esigenze, così come il riconoscimento dei segnali che il corpo invia costantemente. Ascoltare il proprio corpo è fondamentale per prendersi cura attivamente della propria salute e del proprio benessere.

In questo capitolo abbiamo iniziato a gettare le basi per una buona alimentazione naturopatica. Nei capitoli successivi, approfondiremo ulteriormente questi principi e ti forniremo linee guida pratiche per creare una dieta che supporti la tua salute e il tuo benessere complessivo. Ricorda che il cibo è la tua medicina, e una buona alimentazione è il primo passo verso una vita in salute.

Capitolo 3: Nutrienti Essenziali per il Benessere

Nel capitolo precedente, abbiamo esaminato i fondamenti di una buona alimentazione. Ora, approfondiremo il mondo dei nutrienti essenziali che sono fondamentali per il tuo benessere, seguendo la prospettiva naturopatica.

Vitamine e Minerali

Le vitamine e i minerali sono micronutrienti essenziali che svolgono un ruolo cruciale nella tua salute. Sono coinvolti in una vasta gamma di processi biologici nel corpo e supportano il corretto funzionamento degli organi e dei sistemi. Ecco alcune delle vitamine e dei minerali più importanti:

Vitamina C

La vitamina C, nota anche come acido ascorbico, è un nutriente essenziale presente in molti alimenti. È fondamentale per la salute umana ed è un elemento chiave nella naturopatia per diversi motivi:

- Antiossidante Potente: La vitamina C è un potente antiossidante che protegge le cellule dai danni causati dai radicali liberi. Questi danni possono contribuire all'invecchiamento prematuro e alle malattie croniche.

- Supporto al Sistema Immunitario: La vitamina C è nota per il suo ruolo nel supportare il sistema immunitario. Contribuisce alla produzione e alla funzione delle cellule immunitarie, aiutando il corpo a combattere le infezioni.

- Collagene e Pelle: La vitamina C è essenziale per la formazione del collagene, una proteina chiave per la salute della pelle, delle unghie e dei capelli. Aiuta a mantenere la pelle elastica e giovane.

- Assorbimento del Ferro: La vitamina C aumenta l'assorbimento del ferro non eme (ferro vegetale) dai cibi vegetali, il che è importante per prevenire l'anemia.

- Salute Cardiovascolare: Alcune ricerche suggeriscono che la vitamina C possa contribuire alla salute cardiovascolare riducendo la pressione sanguigna e migliorando la funzione dei vasi sanguigni.

- Antistress Naturale: La vitamina C può aiutare a ridurre lo stress ossidativo causato da situazioni stressanti, migliorando così il benessere generale.

- Sintesi del Collagene: Questa vitamina è coinvolta nella sintesi del collagene, che è importante per la salute delle articolazioni, dei tendini e dei legamenti.

- Cicatrizzazione delle Ferite: La vitamina C può favorire la guarigione delle ferite, poiché è necessaria per la formazione di nuovo tessuto connettivo.

- Protezione della Vista: Alcuni studi indicano che la vitamina C può contribuire a prevenire malattie degli occhi legate all'età, come la cataratta e la degenerazione maculare.

- Sostegno al Cervello: Alcune ricerche suggeriscono che la vitamina C possa contribuire alla salute cognitiva e prevenire il declino cognitivo.

È importante ottenere vitamina C dalla dieta, poiché il corpo umano non è in grado di produrla autonomamente. Gli alimenti ricchi di vitamina C includono agrumi (come arance e limoni), fragole, kiwi, peperoni, broccoli e spinaci.

La naturopatia spesso incorpora l'assunzione di vitamina C attraverso una dieta equilibrata o, se necessario, tramite integratori naturali, per sostenere la salute generale e prevenire carenze nutrizionali. Tuttavia, è importante consultare un professionista della salute prima di assumere integratori per garantire un uso sicuro ed efficace.

Vitamina D

La vitamina D è un nutriente cruciale per la salute umana ed è ampiamente considerata nella naturopatia per i suoi molteplici benefici. Questa vitamina è unica poiché può essere ottenuta sia attraverso l'esposizione al sole che dalla dieta. Ecco come la vitamina D è centralizzata nella naturopatia:

- Assorbimento del Calcio: La vitamina D svolge un ruolo critico nell'assorbimento del calcio nell'intestino tenue. Questa funzione è essenziale per la salute delle ossa e dei denti.

- Salute delle Ossa: Una carenza di vitamina D può portare a disturbi ossei come l'osteoporosi o l'osteomalacia. La naturopatia promuove il mantenimento della densità ossea attraverso una dieta equilibrata e l'esposizione al sole.

- Sistema Immunitario: La vitamina D è coinvolta nella regolazione del sistema immunitario. Una carenza può aumentare il rischio di infezioni e malattie autoimmuni.

- Sistema Cardiovascolare: Alcune ricerche suggeriscono che livelli adeguati di vitamina D possano sostenere la salute cardiovascolare, riducendo il rischio di malattie cardiache.

- Salute Mentale: La vitamina D può influenzare il benessere mentale, con alcuni studi che collegano la sua carenza a disturbi dell'umore come la depressione.

- Controllo del Peso: Alcuni studi hanno suggerito una possibile correlazione tra livelli adeguati di vitamina D e la gestione del peso.

- Salute delle Articolazioni: La vitamina D può svolgere un ruolo nella salute delle articolazioni, specialmente in condizioni come l'artrite reumatoide.

- Prevenzione di Malattie: Livelli sufficienti di vitamina D possono contribuire a ridurre il rischio di alcune malattie croniche, tra cui il diabete di tipo 2, il cancro e le malattie autoimmuni.

- Fertilità: La vitamina D può influenzare la fertilità nelle donne e la salute riproduttiva.

È possibile ottenere vitamina D da alimenti come pesce grasso (salmone, sgombro, tonno), uova, latte fortificato e cereali. Tuttavia, la principale fonte di vitamina D per il corpo umano è l'esposizione al sole. La pelle produce vitamina D quando viene esposta alla luce solare diretta.

La naturopatia promuove un equilibrio tra l'esposizione al sole sicura e la dieta per garantire livelli adeguati di vitamina D. Tuttavia, è importante evitare l'eccessiva esposizione ai raggi UV e consultare un professionista della salute per determinare se è necessario un supplemento di vitamina D, specialmente in regioni con poche ore di luce solare durante l'anno.

Vitamina A

La vitamina A è un nutriente essenziale per la salute umana ed è ampiamente considerata nella naturopatia per i suoi numerosi benefici. Questa vitamina è nota per il suo ruolo cruciale nella salute degli occhi, ma ha anche effetti significativi su altri aspetti del benessere. Ecco come la vitamina A è centralizzata nella naturopatia:

- Salute degli Occhi: La vitamina A è fondamentale per la vista. È un componente chiave dei pigmenti visivi nel retinolo, permettendo di vedere in condizioni di scarsa illuminazione. La sua carenza può portare a problemi visivi, tra cui la cecità notturna e la secchezza oculare.

- Sistema Immunitario: La vitamina A supporta il sistema immunitario, contribuendo alla produzione di cellule immunitarie e alla difesa del corpo contro infezioni e malattie.

- Pelle Sana: La vitamina A è coinvolta nella salute della pelle, promuovendo la crescita cellulare e la guarigione delle ferite. Spesso viene utilizzata in creme e lozioni per la cura della pelle.

- Salute Respiratoria: La vitamina A può svolgere un ruolo nella prevenzione delle infezioni delle vie respiratorie superiori e nei disturbi polmonari.

- Sistema Riproduttivo: La vitamina A è importante per la fertilità, la crescita fetale sana e la produzione di sperma negli uomini.

- Salute delle Ossa: Contribuisce al mantenimento di ossa e denti sani.

- Antiossidante: La vitamina A funge anche da antiossidante, proteggendo le cellule dai danni causati dai radicali liberi e sostenendo la salute generale.

- Mantenimento della Pelle e delle Membrane Mucose: La vitamina A è importante per il mantenimento delle membrane mucose in tutto il corpo, inclusi il tratto respiratorio, il tratto gastrointestinale e il tratto urinario.

Gli alimenti ricchi di vitamina A includono carote, spinaci, zucca, mango, fegato, uova e prodotti lattiero-caseari. La vitamina A è disponibile anche sotto forma di integratori, ma è importante assumerla con moderazione poiché un eccesso di vitamina A può essere tossico per l'organismo.

La naturopatia promuove l'assunzione di vitamina A attraverso una dieta equilibrata, ricca di alimenti naturali e integrali. Inoltre, incoraggia la prevenzione della carenza di vitamina A attraverso la consapevolezza dell'importanza di questi alimenti nella salute generale, specialmente per la salute degli occhi e del sistema immunitario.

Calcio

Il calcio è un minerale essenziale che svolge un ruolo cruciale nella naturopatia per la salute delle ossa, dei muscoli, dei nervi e di molti altri processi corporei. Questo minerale è ampiamente considerato nella naturopatia per diversi motivi:

- Salute delle Ossa e dei Denti: Il calcio è il principale costituente delle ossa e dei denti. Una quantità adeguata di calcio nella dieta è fondamentale per mantenere la densità ossea e prevenire l'osteoporosi e l'osteopenia.
- Funzione Muscolare: Il calcio è coinvolto nella contrazione muscolare. Senza calcio sufficiente, i muscoli possono diventare deboli e affaticarsi facilmente.
- Trasmissione Nervosa: Il calcio è essenziale per la trasmissione dei segnali nervosi. Aiuta i nervi a comunicare tra loro e con i muscoli.
- Coagulazione del Sangue: Il calcio è coinvolto nella coagulazione del sangue. È necessario per la formazione di coaguli che aiutano a prevenire emorragie eccessive.
- Regolazione della Pressione Sanguigna: Il calcio può influenzare la regolazione della pressione sanguigna e sostenere la salute cardiovascolare.

- Funzione Enzimatica: Il calcio è coinvolto in molte reazioni enzimatiche nel corpo, che sono essenziali per la digestione, il metabolismo energetico e altri processi biologici.
- Sostegno Immunitario: Il calcio può contribuire a regolare la funzione del sistema immunitario.
- Prevenzione del Cancro: Alcuni studi suggeriscono che il calcio possa avere un ruolo nella prevenzione del cancro, in particolare il cancro al colon.

Gli alimenti ricchi di calcio includono latticini (latte, yogurt, formaggio), verdure a foglia verde (spinaci, cavolo riccio, bietole), noci (mandorle, noci del Brasile), semi (sesamo, chia), tofu e salmone in scatola con le ossa.

La naturopatia promuove l'assunzione di calcio attraverso una dieta equilibrata, ma tiene anche conto di fattori come la biodisponibilità del calcio e la necessità di altri nutrienti, come la vitamina D e la vitamina K, per la salute delle ossa. Inoltre, incoraggia la prevenzione di carenze di calcio attraverso una dieta sana e uno stile di vita attivo, oltre a promuovere l'assunzione di integratori solo quando è clinicamente necessario e sotto supervisione professionale.

Ferro

Il ferro è un minerale essenziale per la salute umana ed è considerato fondamentale nella naturopatia per diversi motivi. Questo minerale svolge un ruolo cruciale nel corpo umano per molti processi vitali:

Trasporto dell'Ossigeno: Il ferro è un componente chiave dell'emoglobina, una proteina presente nei globuli rossi responsabile del trasporto dell'ossigeno dai polmoni a tutti i tessuti del corpo. Senza ferro sufficiente, il corpo può diventare anemico, causando stanchezza e debolezza.

- Sistema Immunitario: Il ferro supporta il sistema immunitario, contribuendo alla produzione di globuli bianchi e all'azione dei linfociti T, che sono fondamentali per combattere le infezioni.

- Funzione Cognitiva: Il ferro è importante per la funzione cognitiva e può influenzare la concentrazione, la memoria e la capacità di apprendimento.
- Metabolismo Energetico: Il ferro è coinvolto nel metabolismo energetico, aiutando il corpo a convertire il cibo in energia.
- Sintesi del DNA: Il ferro è necessario per la sintesi del DNA, il materiale genetico del corpo.
- Detossificazione: Il ferro è coinvolto nella detossificazione, aiutando a rimuovere sostanze nocive dal corpo.
- Salute della Pelle: Il ferro svolge un ruolo nella salute della pelle e nella guarigione delle ferite.

Gli alimenti ricchi di ferro includono carne rossa magra, fegato, legumi (fagioli, lenticchie), tofu, uova, frutta secca (mandorle, noci del Brasile), cereali fortificati e verdure a foglia verde (spinaci, bietole).

La naturopatia promuove l'assunzione di ferro attraverso una dieta equilibrata, ma tiene anche conto di fattori come la biodisponibilità del ferro e la necessità di altri nutrienti, come la vitamina C, per migliorare l'assorbimento del ferro non eme (ferro vegetale). Inoltre, incoraggia il monitoraggio dei livelli di ferro nel corpo per prevenire carenze o eccessi, poiché entrambi possono avere conseguenze negative sulla salute. Consultare un professionista della salute per valutare le esigenze individuali di ferro è importante per una gestione adeguata della salute.

Magnesio

Il magnesio è un minerale essenziale che svolge un ruolo cruciale nella salute umana ed è ampiamente considerato nella naturopatia per i suoi molteplici benefici. Questo minerale è coinvolto in numerose funzioni vitali nel corpo e ha effetti significativi sulla salute generale. Ecco come il magnesio è centralizzato nella naturopatia:

- Sistema Muscolare: Il magnesio è fondamentale per la funzione muscolare. Aiuta i muscoli a contrarsi e rilassarsi correttamente, prevenendo spasmi muscolari e crampi.

- Salute Ossea: Contribuisce alla salute delle ossa, lavorando in sinergia con il calcio e la vitamina D per mantenere la densità ossea.

- Regolazione del Cuore: Il magnesio è coinvolto nella regolazione del ritmo cardiaco e nella funzione cardiaca. Può aiutare a ridurre il rischio di aritmie.

- Stress e Ansia: Il magnesio può contribuire a ridurre lo stress e l'ansia, aiutando a rilassare il sistema nervoso.

- Sonno Salutare: Favorisce il sonno ristoratore, aiutando a migliorare la qualità del riposo notturno.

- Digestione: Il magnesio è coinvolto nella regolazione del tratto gastrointestinale, contribuendo a prevenire problemi come la costipazione.

- Salute Cerebrale: Il magnesio può influenzare la funzione cognitiva e contribuire alla prevenzione di malattie neurodegenerative.

- Regolazione del Glucosio: Aiuta a mantenere la regolazione del glucosio nel sangue, influenzando positivamente la salute metabolica.

- Sistema Immunitario: Supporta il sistema immunitario, aiutando il corpo a combattere le infezioni.

Gli alimenti ricchi di magnesio includono noci (mandorle, noci), semi (semi di zucca, semi di girasole), cereali integrali, legumi (fagioli, lenticchie), banane, verdure a foglia verde (spinaci, cavoli), e cioccolato fondente.

La naturopatia promuove l'assunzione di magnesio attraverso una dieta equilibrata e consapevole che comprende alimenti naturali e integrali. Tuttavia, in alcuni casi, potrebbe essere necessario considerare l'assunzione di integratori di magnesio, soprattutto se vi è una carenza diagnosticata. La consultazione con un professionista della salute può aiutare a valutare le esigenze individuali e a definire le dosi appropriate per garantire il benessere generale.

Zinco

Lo zinco è un minerale essenziale per il corpo umano ed è ampiamente considerato nella naturopatia per i suoi benefici sulla salute generale.

Questo minerale svolge una varietà di ruoli vitali nel corpo e ha effetti significativi sulla salute. Ecco come lo zinco è centralizzato nella naturopatia:

- Sistema Immunitario: Lo zinco è fondamentale per il funzionamento del sistema immunitario. Aiuta il corpo a combattere le infezioni, a produrre anticorpi e a regolare l'attività dei globuli bianchi.
- Guarigione delle Ferite: Lo zinco è coinvolto nella guarigione delle ferite e nella formazione di nuovo tessuto. È essenziale per la riparazione dei tessuti danneggiati.
- Sintesi del DNA e RNA: Lo zinco è necessario per la sintesi del DNA, il materiale genetico del corpo, e dell'RNA, che è coinvolto nella produzione delle proteine.
- Salute della Pelle: Lo zinco può svolgere un ruolo nella salute della pelle ed è spesso utilizzato in creme per il trattamento dell'acne e di altre condizioni cutanee.
- Salute degli Occhi: È coinvolto nella formazione del pigmento visivo nella retina e può influenzare la salute degli occhi.
- Equilibrio Ormonale: Lo zinco può svolgere un ruolo nell'equilibrio degli ormoni e può essere importante per la salute riproduttiva.
- Antiossidante: Ha proprietà antiossidanti che aiutano a proteggere le cellule dai danni causati dai radicali liberi.

Gli alimenti ricchi di zinco includono carne (specialmente carne rossa), frutti di mare (come ostriche), noci (noci, mandorle), semi (semi di zucca, semi di girasole), legumi (fagioli, lenticchie), formaggio, e cereali integrali. La naturopatia promuove l'assunzione di zinco attraverso una dieta equilibrata e consapevole, che comprende una varietà di alimenti ricchi di questo minerale. Tuttavia, è importante evitare l'eccesso di zinco, poiché può interferire con l'assorbimento di altri minerali come il rame. La consultazione con un professionista della salute può aiutare a determinare se sono necessari integratori di zinco e a definire le dosi appropriate per le esigenze individuali.

Selenio

Il selenio è un minerale essenziale che svolge un ruolo importante nella naturopatia per la salute umana. Questo minerale è coinvolto in molte funzioni vitali nel corpo ed è noto per i suoi benefici sulla salute generale. Ecco come il selenio è centralizzato nella naturopatia:

- Antiossidante: Il selenio è un potente antiossidante, contribuendo a proteggere le cellule dai danni causati dai radicali liberi. Questo può aiutare a prevenire l'invecchiamento precoce e le malattie croniche.
- Sistema Immunitario: Il selenio supporta il sistema immunitario, contribuendo alla produzione e all'attività dei linfociti T, che sono fondamentali per combattere le infezioni.
- Salute della Tiroide: Il selenio è coinvolto nella regolazione della funzione tiroidea. Contribuisce alla conversione degli ormoni tiroidei in una forma attiva e può aiutare a mantenere una tiroide sana.
- Protezione Cardiovascolare: Alcune ricerche suggeriscono che il selenio possa contribuire a ridurre il rischio di malattie cardiovascolari, migliorando la funzione delle arterie e riducendo l'infiammazione.
- Salute Maschile: Il selenio può influenzare la salute riproduttiva maschile e il mantenimento della qualità dello sperma.
- Prevenzione del Cancro: Alcuni studi hanno suggerito che il selenio possa avere un ruolo nella prevenzione del cancro, in particolare il cancro alla prostata.
- Salute della Pelle: Il selenio può favorire la salute della pelle, contribuendo alla sua elasticità e alla protezione dai danni causati dai raggi UV.
- Salute Cognitiva: Alcune ricerche indicano che il selenio possa influenzare positivamente la funzione cognitiva e contribuire a prevenire il declino cognitivo.

Gli alimenti ricchi di selenio includono noci del Brasile, semi di girasole, carne (pollo, tacchino, maiale), pesce (tonno, sgombro), uova, lenticchie e cereali integrali.

La naturopatia promuove l'assunzione di selenio attraverso una dieta equilibrata e consapevole che comprenda alimenti naturali e integrali. Tuttavia, è importante evitare l'eccesso di selenio, poiché può essere tossico per l'organismo. La consultazione con un professionista della salute può aiutare a valutare le esigenze individuali di selenio e a definire le dosi appropriate per garantire il benessere generale.

Fibre Alimentari

Le fibre alimentari sono componenti presenti negli alimenti di origine vegetale che non vengono digerite dal corpo umano. Sono essenziali per la salute e benessere generale e svolgono un ruolo fondamentale nella naturopatia per diversi motivi:

- Salute Digestiva: Le fibre promuovono la regolarità intestinale e prevengono la stitichezza. Assorbendo acqua, ammorbidiscono le feci, rendendo più agevole il passaggio attraverso l'intestino.

- Controllo del Peso: Le fibre contribuiscono a una sensazione di sazietà, aiutando a controllare l'appetito e a ridurre il consumo eccessivo di cibo. Questo può essere utile per la gestione del peso.

- Regolazione del Glucosio: Le fibre rallentano l'assorbimento degli zuccheri nel sangue, contribuendo a mantenere livelli di glucosio stabili. Questo è particolarmente importante per le persone con diabete o a rischio di sviluppare questa condizione.

- Controllo del Colesterolo: Le fibre solubili possono ridurre i livelli di colesterolo cattivo (LDL) nel sangue, contribuendo a una migliore salute cardiovascolare.

- Prevenzione delle Malattie: Una dieta ricca di fibre può aiutare a prevenire una serie di malattie croniche, tra cui il cancro al colon.

- Equilibrio del Microbiota Intestinale: Le fibre alimentari forniscono nutrimento per i batteri benefici presenti nell'intestino, sostenendo una flora intestinale sana.

- Detossificazione: Aiutano ad eliminare le tossine dal corpo, favorendo la salute epatica.

Gli alimenti ricchi di fibre includono frutta (mele, pere, banane), verdura (carote, broccoli, spinaci), legumi (fagioli, lenticchie), cereali integrali (avena, quinoa, farro), noci e semi (mandorle, semi di chia).

La naturopatia promuove l'assunzione di fibre attraverso una dieta ricca di alimenti naturali e integrali. È importante consumare una varietà di fonti di fibre per massimizzare i benefici per la salute. In alcuni casi, gli integratori di fibra possono essere raccomandati per affrontare specifiche esigenze di salute, ma è essenziale farlo sotto la supervisione di un professionista della salute. Inoltre, è importante bere abbastanza acqua quando si consumano fibre per evitare la disidratazione e garantire una corretta digestione.

Acidi Grassi Essenziali

Gli acidi grassi essenziali sono un gruppo di grassi che il corpo umano non è in grado di produrre autonomamente e deve quindi ottenerli attraverso la dieta. Due degli acidi grassi essenziali più noti sono l'acido linoleico (omega-6) e l'acido alfa-linolenico (omega-3). Nella naturopatia, gli acidi grassi essenziali sono ampiamente considerati per i loro molteplici benefici per la salute:

- Salute Cardiovascolare: Gli acidi grassi omega-3, in particolare l'acido eicosapentaenoico (EPA) e l'acido docosaesaenoico (DHA), possono contribuire a ridurre il rischio di malattie cardiovascolari, migliorando la funzione del cuore e riducendo l'infiammazione.

- Salute Cerebrale: Gli acidi grassi omega-3 sono fondamentali per la salute cerebrale e il funzionamento cognitivo. Sono associati a una migliore memoria e concentrazione.

- Salute degli Occhi: Gli omega-3 sono importanti anche per la salute degli occhi e possono aiutare a prevenire problemi come la degenerazione maculare.

- Infiammazione: Gli acidi grassi omega-3 hanno proprietà antinfiammatorie che possono aiutare a ridurre l'infiammazione nel corpo, contribuendo alla prevenzione di molte malattie croniche.

- Salute delle Articolazioni: Possono contribuire a ridurre il dolore e la rigidità articolare in condizioni come l'artrite reumatoide.
- Sistema Immunitario: Gli acidi grassi essenziali possono sostenere il sistema immunitario, aiutando il corpo a combattere le infezioni.
- Salute della Pelle: Possono migliorare l'aspetto della pelle, rendendola più elastica e idratata.

Gli alimenti ricchi di acidi grassi essenziali includono pesci grassi (come salmone, sgombro, sardine), semi di lino, semi di chia, noci, olio di pesce e olio di krill.

La naturopatia promuove l'assunzione di acidi grassi essenziali attraverso una dieta equilibrata che comprenda fonti di omega-3 e omega-6. È importante mantenere un equilibrio tra questi due tipi di acidi grassi per massimizzare i benefici per la salute. In alcuni casi, gli integratori di omega-3 possono essere raccomandati, ma è importante farlo sotto la supervisione di un professionista della salute per determinare le dosi appropriate e individuate le necessità specifiche.

Proteine di Qualità

Le proteine sono fondamentali per il corpo umano e sono considerate un elemento chiave nella naturopatia per la salute generale. Le proteine svolgono molteplici funzioni vitali e sono essenziali per la crescita, la riparazione dei tessuti e il mantenimento della salute. Ecco come le proteine di qualità sono centrali nella naturopatia:

- Costruzione e Riparazione: Le proteine sono i mattoni fondamentali del corpo e sono utilizzate per costruire e riparare i tessuti, compresi muscoli, pelle, capelli, unghie e organi interni.
- Salute Muscolare: Sono essenziali per la salute muscolare e la forza. Una dieta ricca di proteine favorisce la crescita e il recupero muscolare dopo l'esercizio fisico.
- Controllo del Peso: Le proteine contribuiscono a una maggiore sazietà e possono aiutare a controllare l'appetito, il che è utile per la gestione del peso.

- Salute Immunitaria: Sono coinvolte nella produzione di anticorpi e nel supporto del sistema immunitario.
- Regolazione Ormonale: Sono necessarie per la produzione di ormoni e possono influenzare l'equilibrio ormonale.
- Funzione Enzimatica: Molte reazioni biochimiche nel corpo richiedono enzimi, che sono spesso proteine. Le proteine supportano quindi la funzione enzimatica.
- Equilibrio del pH: Le proteine contribuiscono a mantenere l'equilibrio del pH del sangue.
- Trasporto: Sono coinvolte nel trasporto di molecole vitali come l'ossigeno attraverso il sangue.

Alimenti ricchi di proteine di qualità includono carne magra (pollo, tacchino, carne bovina magra), pesce (salmone, tonno, sgombro), uova, latticini (yogurt greco, formaggio), legumi (fagioli, lenticchie), noci (mandorle, noci) e tofu.

La naturopatia promuove l'assunzione di proteine attraverso una dieta equilibrata e consapevole che comprenda una varietà di fonti proteiche. È importante consumare proteine magre ed evitare eccessi di proteine animali ad alto contenuto di grassi saturi. Inoltre, è fondamentale considerare la qualità delle proteine e cercare fonti di proteine complete che forniscono tutti gli amminoacidi essenziali. Integratori proteici possono essere utili in alcune situazioni, ma è importante farlo sotto la supervisione di un professionista della salute per garantire il benessere generale.

Capitolo 4: Alimenti Funzionali e Integratori Naturali

Nel nostro percorso verso una salute ottimale attraverso la naturopatia e una corretta alimentazione, è fondamentale esplorare il ruolo degli alimenti funzionali e degli integratori naturali. Questi possono arricchire la nostra dieta e apportare benefici aggiuntivi al nostro benessere.

Alimenti Funzionali

Gli alimenti funzionali sono quegli alimenti che, oltre a fornire nutrienti essenziali, contengono componenti biologicamente attivi che possono avere effetti benefici sulla salute. Ecco alcuni esempi di alimenti funzionali:

Yogurt Probiotico: Lo yogurt contiene probiotici, batteri benefici che promuovono la salute intestinale e rafforzano il sistema immunitario.

Curcuma: Questa spezia contiene la curcumina, che ha proprietà antinfiammatorie e antiossidanti. È associata alla riduzione del rischio di molte malattie croniche.

Aglio: L'aglio contiene composti come l'allicina, che possono aiutare a regolare la pressione sanguigna e migliorare la salute del cuore.

Cacao: Il cacao contiene flavonoidi, che sono antiossidanti potenti e possono sostenere la salute cardiovascolare.

Frutti di Bosco: Questi frutti sono ricchi di antiossidanti come le antocianine, che possono proteggere le cellule dai danni causati dai radicali liberi.

Integratori Naturali

Gli integratori naturali sono utilizzati per colmare eventuali carenze nutrizionali o per supportare specifici obiettivi di salute. Tuttavia, è importante ricordare che gli integratori dovrebbero essere assunti in modo consapevole e sotto la supervisione di un professionista della salute. Ecco alcuni integratori naturali comuni:

Omega-3: Gli integratori di omega-3, spesso ottenuti dall'olio di pesce, possono essere utili per sostenere la salute cardiovascolare e cerebrale.

Vitamina D: La vitamina D è essenziale per la salute delle ossa e del sistema immunitario. Gli integratori possono essere raccomandati se c'è una carenza.

Probiotici: Gli integratori probiotici contengono batteri benefici per la salute intestinale. Possono essere utili per migliorare la digestione e rafforzare il sistema immunitario.

Vitamina B12: Questa vitamina è importante per il sistema nervoso e può essere raccomandata per coloro che seguono diete vegetariane o vegane.

Ferro: Gli integratori di ferro possono essere prescritti per trattare l'anemia da carenza di ferro.

È importante sottolineare che gli integratori non dovrebbero mai sostituire una dieta equilibrata e variegata. L'obiettivo dovrebbe essere quello di ottenere la maggior parte dei nutrienti da fonti alimentari naturali e di utilizzare gli integratori solo quando necessario.

La scelta di alimenti funzionali e integratori naturali può essere una parte importante del tuo percorso verso una salute ottimale, ma è essenziale farlo in modo informato e sotto la guida di un professionista della salute naturopatica o un dietologo. Nel capitolo successivo, esploreremo come creare una dieta equilibrata che includa questi elementi in modo efficace.

Capitolo 5: Dieta per Energia e Vitalità

Una dieta che supporta l'energia e la vitalità è fondamentale per una vita attiva e sana. In questo capitolo, esploreremo come scegliere gli alimenti giusti per mantenere una costante fonte di energia durante tutta la giornata.

Carboidrati Complessi

I carboidrati complessi sono una categoria di nutrienti che svolgono un ruolo cruciale nella naturopatia e nella dieta quotidiana. Sono una fonte importante di energia per il corpo umano e forniscono una serie di benefici per la salute. Ecco come i carboidrati complessi sono centrali nella naturopatia:

- Fornitura di Energia: I carboidrati sono la principale fonte di energia per il corpo. Forniscono combustibile per le funzioni vitali e l'attività fisica.

- Stabilità del Glucosio: I carboidrati complessi sono digeriti lentamente, il che aiuta a mantenere livelli di glucosio (zucchero nel sangue) stabili. Ciò è importante per la prevenzione dei picchi e delle cadute di energia.

- Sazietà: I carboidrati complessi forniscono una sensazione di sazietà più duratura rispetto ai carboidrati semplici, aiutando a controllare l'appetito e il consumo eccessivo di cibo.

- Salute Digestiva: Forniscono fibre alimentari che favoriscono la regolarità intestinale e prevenire la stitichezza.

- Supporto Metabolico: I carboidrati sono coinvolti nella regolazione del metabolismo energetico e contribuiscono a processi come la sintesi proteica.

- Salute del Cervello: Il cervello utilizza i carboidrati come fonte di energia principale. Una dieta equilibrata con carboidrati complessi può influenzare positivamente la funzione cognitiva.

- Controllo del Peso: I carboidrati complessi, se consumati con moderazione e in equilibrio con altri nutrienti, possono essere parte di una dieta equilibrata per il controllo del peso.

Alimenti ricchi di carboidrati complessi includono cereali integrali (avena, farro, quinoa), legumi (fagioli, lenticchie), verdura (patate dolci, zucchine), frutta (banane, mele), e prodotti integrali come il pane integrale e il riso integrale.

La naturopatia promuove l'assunzione di carboidrati complessi attraverso una dieta equilibrata che comprenda una varietà di alimenti naturali e integrali. È importante evitare il consumo eccessivo di carboidrati semplici, come zuccheri aggiunti e cibi altamente processati, poiché possono portare a picchi di zucchero nel sangue e aumentare il rischio di problemi di salute. La quantità di carboidrati necessaria può variare da persona a persona in base all'età, al livello di attività fisica e ad altri fattori individuali; quindi, è importante personalizzare l'apporto di carboidrati in base alle esigenze.

Proteine Magre

Le proteine magre sono una categoria di proteine alimentari che sono particolarmente apprezzate nella naturopatia per i loro benefici per la salute, in quanto forniscono proteine di alta qualità senza un eccesso di grassi saturi. Queste proteine sono una componente essenziale di una dieta equilibrata e svolgono molteplici ruoli vitali nel corpo umano. Ecco come le proteine magre sono centrali nella naturopatia:

- Fornitura di Proteine di Alta Qualità: Le proteine magre sono una fonte di proteine di alta qualità che forniscono tutti gli amminoacidi essenziali necessari per la crescita e la riparazione dei tessuti.
- Salute Muscolare: Le proteine magre supportano la crescita e il mantenimento della massa muscolare magra, contribuendo alla forza e alla funzione muscolare.
- Controllo del Peso: Le proteine magre favoriscono una maggiore sazietà, il che può aiutare a controllare l'appetito e a ridurre il consumo eccessivo di cibo. Questo è utile per la gestione del peso.

- Stabilità del Glucosio: Le proteine magre, se consumate con carboidrati complessi, contribuiscono a mantenere livelli di glucosio (zucchero nel sangue) stabili, prevenendo picchi e cadute di energia.

- Salute Cardiovascolare: Le proteine magre sono spesso associate a una riduzione del rischio di malattie cardiovascolari in quanto sono generalmente più basse in grassi saturi rispetto alle proteine ad alto contenuto di grassi.

- Sostegno Immunitario: Le proteine sono fondamentali per la produzione di anticorpi e il supporto del sistema immunitario.

- Controllo delle Porzioni: Le proteine magre consentono di soddisfare le esigenze proteiche senza l'aggiunta di un eccesso di calorie da grassi.

Alimenti ricchi di proteine magre includono carne magra (pollo, tacchino, carne bovina magra), pesce (salmone, tonno, sgombro), uova (soprattutto albumi), latticini a basso contenuto di grassi (yogurt greco, latte scremato), legumi (fagioli, lenticchie) e tofu.

La naturopatia promuove l'assunzione di proteine magre come parte di una dieta equilibrata e consapevole che comprenda una varietà di fonti proteiche. È importante considerare il metodo di cottura e preparazione degli alimenti per mantenere il contenuto di grassi basso. Inoltre, la quantità di proteine necessaria può variare da persona a persona in base all'età, al livello di attività fisica e ad altri fattori individuali; quindi, è importante personalizzare l'apporto proteico in base alle esigenze

Grassi Sani

I grassi sani sono una categoria di nutrienti essenziali che sono fondamentali per la salute umana e sono ampiamente considerati nella naturopatia per i loro benefici per la salute. Contrariamente alla credenza popolare, non tutti i grassi sono dannosi per il corpo; infatti, ci sono grassi che sono estremamente benefici. Ecco come i grassi sani sono centrali nella naturopatia:

- Fornitura di Energia: I grassi sono una fonte concentrata di energia e forniscono più calorie per grammo rispetto ai carboidrati e alle proteine. Sono essenziali per il funzionamento quotidiano del corpo.

- Assorbimento di Nutrienti: I grassi sono necessari per l'assorbimento delle vitamine liposolubili (A, D, E, K) e di alcuni antiossidanti. Senza grassi, il corpo non può utilizzare efficacemente questi nutrienti.
- Salute Cerebrale: I grassi sono fondamentali per la salute del cervello. Il cervello è composto principalmente da grassi e richiede acidi grassi essenziali per la sua funzione ottimale.
- Protezione degli Organi: I grassi sottocutanei fungono da ammortizzatori per gli organi interni e li proteggono da traumi esterni.
- Salute della Pelle: I grassi sono importanti per la salute della pelle e la sua funzione barriera. Mantengono la pelle idratata e prevengono la secchezza.
- Sostegno Ormonale: Alcuni ormoni sono derivati dai grassi e svolgono un ruolo chiave nella regolazione di processi fisiologici come la crescita, il metabolismo e la riproduzione.
- Antiossidanti: Alcuni grassi sani, come l'olio d'oliva e l'olio di cocco, hanno proprietà antiossidanti che proteggono le cellule dai danni dei radicali liberi.

Gli alimenti ricchi di grassi sani includono avocado, noci (mandorle, noci, noci del Brasile), semi (semi di lino, semi di chia), pesce grasso (salmone, sgombro, sardine), olio d'oliva, olio di cocco, e latticini integrali.

La naturopatia promuove l'assunzione di grassi sani come parte di una dieta equilibrata e consapevole che comprenda una varietà di fonti di grassi. È importante limitare l'assunzione di grassi saturi e grassi trans, spesso associati a problemi di salute, e invece concentrarsi su grassi monoinsaturi e polinsaturi che favoriscono il benessere generale. La quantità di grassi necessaria può variare da persona a persona in base all'età, al livello di attività fisica e ad altri fattori individuali; quindi, è importante personalizzare l'apporto lipidico in base alle esigenze.

Idratazione Adeguata

L'acqua è uno dei pilastri fondamentali della naturopatia e della salute generale. Mantenere un adeguato stato di idratazione è essenziale per il benessere del corpo umano e svolge un ruolo vitale nella naturopatia. Ecco perché l'idratazione adeguata è centralizzata nella naturopatia:

- Funzione Cellulare: L'acqua è necessaria per praticamente tutte le reazioni chimiche che avvengono nelle cellule del corpo. Senza un adeguato apporto d'acqua, queste reazioni non possono svolgersi in modo efficiente.

- Termoregolazione: L'acqua è fondamentale per il mantenimento della temperatura corporea. Aiuta a dissipare il calore corporeo attraverso la sudorazione durante l'attività fisica o in ambienti caldi.

- Detossificazione: L'acqua aiuta a eliminare le tossine e i rifiuti metabolici dal corpo attraverso il sistema renale e il sudore.

- Salute Digestiva: L'acqua è necessaria per il corretto funzionamento del tratto digestivo. Favorisce la digestione e aiuta a prevenire la stitichezza.

- Salute delle Articolazioni: L'acqua agisce come lubrificante per le articolazioni, contribuendo a prevenire l'attrito e il dolore articolare.

- Supporto Nutrizionale: Aiuta nel trasporto di nutrienti essenziali alle cellule e nel loro assorbimento.

- Sensazione di Sazietà: L'acqua può contribuire a una sensazione di sazietà e aiutare a controllare l'appetito, il che può essere utile per la gestione del peso.

- Pelle Radiante: Una buona idratazione può contribuire a mantenere la pelle idratata ed elastica, ritardando l'invecchiamento cutaneo.

La quantità di acqua necessaria può variare da persona a persona in base a fattori come il livello di attività fisica, il clima, l'età e il peso corporeo. La regola comune raccomandata è di bere almeno otto bicchieri d'acqua al giorno, ma molte persone possono avere bisogno di più per soddisfare le loro esigenze individuali. È importante ascoltare il proprio corpo e bere quando si ha sete.

Nella naturopatia, si incoraggia a preferire l'acqua come bevanda principale e ad evitare bevande zuccherate e alcoliche, che possono causare disidratazione. L'acqua alcalina e le acque ricche di minerali naturali sono spesso preferite per la loro capacità di contribuire all'equilibrio del pH del corpo. Inoltre, consumare alimenti ad alto contenuto d'acqua come frutta e verdura può contribuire all'idratazione complessiva.

Spuntini Nutrienti

Nella naturopatia, gli spuntini nutrienti sono una componente importante di una dieta equilibrata e sana. Gli spuntini possono aiutare a mantenere stabili i livelli di energia, evitare la fame e fornire al corpo nutrienti essenziali. Ecco come gli spuntini nutrienti sono centrali nella naturopatia:

- Sostenere l'energia: Gli spuntini ben bilanciati, contenenti carboidrati complessi, proteine magre e grassi sani, possono fornire una fonte di energia sostenuta durante la giornata, prevenendo picchi e cadute di energia.
- Controllo dell'appetito: Uno spuntino nutritivo può contribuire a controllare l'appetito, evitando la fame eccessiva e il consumo eccessivo di cibo durante i pasti principali.
- Fornire Nutrienti Essenziali: Gli spuntini possono essere un'opportunità per integrare la dieta con nutrienti essenziali che potrebbero mancare nei pasti principali.
- Supportare la Concentrazione: Gli spuntini che contengono nutrienti per il cervello, come omega-3, possono favorire la concentrazione e la funzione cognitiva.
- Sostenere l'Attività Fisica: Prima o dopo l'attività fisica, uno spuntino appropriato può fornire la giusta energia e nutrienti per ottimizzare la prestazione e il recupero.

Ecco alcune idee per spuntini nutrienti:

- Yogurt greco con frutta e miele: Una fonte di proteine, calcio e probiotici.
- Frutta fresca con una manciata di noci: Fornisce vitamine, minerali e grassi sani.
- Hummus con carote e sedano: Un'opzione ricca di fibre e proteine.

- Avena con frutti rossi e mandorle: Fornisce fibre, antiossidanti e proteine.
- Uova sode con spinaci: Una fonte di proteine e ferro.
- Avocado con salsa di pomodoro e cetriolo: Ricco di grassi sani, vitamine e minerali.
- Banana con burro di arachidi: Fornisce potassio e proteine.

È importante fare scelte consapevoli quando si tratta di spuntini e cercare di evitare snack ad alto contenuto di zuccheri aggiunti e grassi saturi. Leggere le etichette degli alimenti è una buona pratica per identificare gli ingredienti e le quantità di nutrienti nei prodotti confezionati. Inoltre, è fondamentale ascoltare il proprio corpo e mangiare solo quando si ha fame reale, evitando spuntini eccessivi tra i pasti. La quantità di spuntini necessaria può variare da persona a persona in base alle esigenze energetiche individuali e all'orario dei pasti principali.

Moderazione e Consapevolezza

La moderazione e la consapevolezza sono principi fondamentali nella naturopatia e nella promozione della salute generale. Questi concetti incoraggiano uno stile di vita equilibrato e sano, permettendo alle persone di prendersi cura del proprio corpo e della propria mente. Ecco come la moderazione e la consapevolezza sono centrali nella naturopatia:

- Alimentazione Consapevole: La consapevolezza alimentare implica il mangiare lentamente, gustando ogni boccone e prestando attenzione ai segnali di fame e sazietà del corpo. Questo aiuta a evitare il consumo eccessivo di cibo.
- Bilancio Nutrizionale: La moderazione si traduce nell'equilibrio della dieta, includendo una varietà di alimenti nutrienti e sani. Evita gli eccessi di alimenti ad alto contenuto di zuccheri aggiunti, grassi saturi e sale.
- Controllo delle Porzioni: La moderazione implica il consumo di porzioni adeguate. Ridurre le dimensioni delle porzioni può aiutare a evitare il sovrappeso e l'obesità.

- Attività Fisica Regolare: La moderazione si estende anche all'esercizio fisico. L'attività fisica regolare, equilibrata e sostenibile è preferibile all'eccesso o all'insufficiente attività fisica.

- Gestione dello Stress: La consapevolezza del proprio stato emotivo e delle fonti di stress è fondamentale per la gestione dello stress. La naturopatia promuove tecniche di rilassamento come la meditazione e lo yoga.

- Sonno Adeguato: La moderazione significa anche rispettare un adeguato sonno. Il sonno di qualità è essenziale per il riposo, il recupero e il benessere mentale.

- Consumo di Alcol e Tabacco: La moderazione è particolarmente importante per il consumo di alcol e tabacco. Limitare o evitare l'uso di questi sostanze può contribuire in modo significativo alla salute generale.

- Ascolto del Corpo: Entrambi i principi incoraggiano a essere in sintonia con il proprio corpo e a rispondere alle sue esigenze. Ciò significa mangiare solo quando si ha fame, riposare quando si è stanchi e cercare il supporto quando necessario.

- Sostenibilità Ambientale: La moderazione si applica anche al consumo di risorse ambientali. Ridurre lo spreco e adottare uno stile di vita sostenibile è una componente della naturopatia.

- Consapevolezza del Benessere Mentale: La consapevolezza riguarda anche il benessere mentale. Essere consapevoli dei propri pensieri e delle emozioni può favorire la gestione dello stress e promuovere la salute mentale.

La naturopatia considera l'equilibrio e la moderazione come fondamentali per il mantenimento del benessere generale. Questi principi possono aiutare a prevenire problemi di salute e promuovere uno stile di vita sano e sostenibile nel lungo termine.

In questo capitolo, abbiamo esaminato come una dieta ben equilibrata può sostenere l'energia e la vitalità quotidiana. Combinando carboidrati complessi, proteine magre, grassi sani e una buona idratazione, puoi assicurarti di avere la forza necessaria per affrontare la tua giornata con vitalità ed entusiasmo. Nel capitolo successivo, esploreremo come gestire il peso in modo naturale attraverso l'alimentazione.

Capitolo 6: Gestione del Peso in Modo Naturale

La gestione del peso è un aspetto importante della salute generale. In questo capitolo, esploreremo come gestire il peso in modo naturale attraverso l'alimentazione, seguendo i principi della naturopatia.

Bilancio Energetico

Il bilancio energetico è un concetto chiave nella gestione del peso in modo naturale e svolge un ruolo centrale nella naturopatia. Si riferisce alla relazione tra le calorie consumate attraverso il cibo e le bevande e le calorie bruciate attraverso l'attività fisica e le funzioni metaboliche del corpo. Per mantenere un peso corporeo sano in modo naturale, è importante bilanciare queste due componenti. Ecco come il bilancio energetico è considerato nella naturopatia:

- Calorie Consumate: Una dieta naturale ed equilibrata comprende il consumo di cibi nutrienti come frutta, verdura, proteine magre, carboidrati complessi e grassi sani. Questi alimenti forniscono energia e nutrienti essenziali senza un eccesso di calorie vuote.
- Consapevolezza Alimentare: La naturopatia promuove la consapevolezza alimentare, che significa mangiare lentamente, gustando ogni boccone e prestare attenzione ai segnali di fame e sazietà del corpo. Ciò aiuta a evitare il consumo eccessivo di cibo.
- Controllo delle Porzioni: Mantenere le porzioni sotto controllo è importante per evitare l'apporto eccessivo di calorie. Ridurre le dimensioni delle porzioni può essere efficace nella gestione del peso.
- Attività Fisica Regolare: L'attività fisica è un elemento chiave nella gestione del peso in modo naturale. Aiuta a bruciare calorie in eccesso, a mantenere la massa muscolare e a sostenere il metabolismo.
- Metabolismo Basale: Il metabolismo basale si riferisce alle calorie bruciate dal corpo a riposo per sostenere funzioni vitali come la respirazione e la circolazione. Mantenere un metabolismo basale sano è importante per la gestione del peso.

- Esercizio Bilanciato: La naturopatia promuove un esercizio bilanciato che comprenda sia l'attività aerobica che quella anaerobica. Questo aiuta a bruciare calorie e a mantenere la salute generale.
- Idratazione Adeguata: Bere acqua a sufficienza è essenziale per il corretto funzionamento del metabolismo e per il controllo dell'appetito.
- Gestione dello Stress: Il controllo dello stress è importante poiché lo stress cronico può influenzare negativamente il bilancio energetico e la gestione del peso.
- Sonno di Qualità: Un sonno adeguato è fondamentale per il controllo del peso, poiché influisce sugli ormoni della fame e della sazietà.

Nella naturopatia, la gestione del peso è vista come un processo graduale e sostenibile che coinvolge l'adozione di abitudini alimentari e uno stile di vita sano. Evitare diete estreme o restrittive è incoraggiato, in quanto possono avere effetti negativi sulla salute. Invece, si promuove l'adozione di un approccio equilibrato alla nutrizione e all'attività fisica che sia sostenibile a lungo termine. La consulenza da parte di un naturopata può essere utile per sviluppare un piano personalizzato per la gestione del peso in modo naturale.

Alimenti Integrali e Nutrienti

Gli alimenti integrali e nutrienti costituiscono la base di una dieta sana e sono fondamentali nella naturopatia. Questi alimenti forniscono una vasta gamma di nutrienti essenziali, tra cui vitamine, minerali, fibre e antiossidanti, che promuovono il benessere generale. Ecco come gli alimenti integrali e nutrienti sono centrali nella naturopatia:

- Alimenti Naturali: Gli alimenti integrali sono quelli che sono minimamente processati e mantengono la loro integrità naturale. Questi includono frutta, verdura, cereali integrali, legumi, noci e semi.
- Ricchezza Nutrizionale: Gli alimenti integrali sono ricchi di nutrienti essenziali come vitamine (ad esempio, vitamina C, vitamina K), minerali (come calcio, magnesio, potassio) e fibre alimentari. Questi nutrienti sono fondamentali per la salute generale e il benessere.

- Fibre Alimentari: Gli alimenti integrali sono spesso ricchi di fibre alimentari, che promuovono la regolarità intestinale, contribuiscono al controllo del peso e favoriscono la salute del cuore.

- Antiossidanti: Molte verdure e frutta integrali sono ricche di antiossidanti, che aiutano a proteggere le cellule dai danni dei radicali liberi e hanno proprietà antinfiammatorie.

- Sostenibilità: La naturopatia promuove anche la sostenibilità ambientale. Gli alimenti integrali tendono ad avere un minor impatto ambientale rispetto ai prodotti altamente processati.

- Biodisponibilità: Gli alimenti integrali spesso forniscono nutrienti in una forma facilmente assorbibile dal corpo, il che li rende preziosi per la salute generale.

- Minimi Additivi: Gli alimenti integrali di solito contengono meno additivi alimentari come conservanti, coloranti e aromi artificiali rispetto ai cibi altamente processati.

Esempi di alimenti integrali e nutrienti includono verdure a foglia verde scuro (spinaci, cavolo riccio), frutta fresca, cereali integrali (avena, farro, quinoa), legumi (fagioli, lenticchie), noci (mandorle, noci) e semi (semi di chia, semi di lino).

Nella naturopatia, si incoraggia il consumo di una varietà di alimenti integrali e nutrienti come parte di una dieta equilibrata. Questo approccio fornisce una vasta gamma di nutrienti e beneficia la salute generale. È importante anche prestare attenzione alla provenienza degli alimenti, privilegiando prodotti biologici quando possibile e cercando di ridurre il consumo di alimenti altamente processati e ricchi di zuccheri aggiunti, grassi saturi e sale. La preparazione casalinga degli alimenti consente di avere maggiore controllo sugli ingredienti e la qualità della dieta.

Proteine Magre

Le proteine magre rappresentano una componente fondamentale di una dieta sana e sono particolarmente enfatizzate nella naturopatia per i loro benefici per la salute. Queste proteine sono caratterizzate da un basso contenuto di grassi saturi e offrono numerosi vantaggi. Ecco come le proteine magre sono centrali nella naturopatia:

- Fornitura di Proteine di Alta Qualità: Le proteine magre forniscono amminoacidi essenziali e proteine di alta qualità necessari per la crescita, il ripristino e il mantenimento dei tessuti del corpo.
- Sostegno Muscolare: Consumare proteine magre aiuta a sostenere la massa muscolare magra, favorendo la forza e la funzione muscolare.
- Controllo del Peso: Le proteine magre possono contribuire a una maggiore sazietà, aiutando a controllare l'appetito e a ridurre l'assunzione complessiva di calorie.
- Stabilità del Glucosio: Le proteine magre, quando consumate con carboidrati complessi, possono contribuire a mantenere stabili i livelli di glucosio nel sangue, prevenendo picchi e cadute di energia.
- Salute Cardiovascolare: Le proteine magre sono generalmente più basse in grassi saturi rispetto alle proteine ad alto contenuto di grassi, contribuendo così alla salute del cuore.
- Sostegno Immunitario: Le proteine sono fondamentali per la produzione di anticorpi e il supporto del sistema immunitario.
- Controllo delle Porzioni: Le proteine magre consentono di soddisfare le esigenze proteiche senza aggiungere un eccesso di calorie da grassi.

Esempi di fonti di proteine magre includono carne magra (pollo, tacchino, carne bovina magra), pesce (salmone, tonno, sgombro), uova (in particolare l'albume), latticini a basso contenuto di grassi (yogurt greco, latte scremato), legumi (fagioli, lenticchie) e tofu.

La naturopatia promuove l'assunzione di proteine magre come parte di una dieta equilibrata e consapevole che comprenda una varietà di fonti proteiche. È importante considerare il metodo di cottura e preparazione degli alimenti per mantenere il contenuto di grassi basso. Inoltre, la quantità di proteine necessaria può variare da persona a persona in base all'età, al livello di attività fisica e ad altri fattori individuali; quindi, è importante personalizzare l'apporto proteico in base alle esigenze.

Grassi Sani

I grassi sani sono una categoria di nutrienti essenziali che sono fondamentali per la salute umana e sono ampiamente considerati nella naturopatia per i loro benefici per la salute. Contrariamente alla credenza popolare, non tutti i grassi sono dannosi per il corpo; infatti, ci sono grassi che sono estremamente benefici. Ecco come i grassi sani sono centrali nella naturopatia:

- Fornitura di Energia: I grassi sono una fonte concentrata di energia e forniscono più calorie per grammo rispetto ai carboidrati e alle proteine. Sono essenziali per il funzionamento quotidiano del corpo.

- Assorbimento di Nutrienti: I grassi sono necessari per l'assorbimento delle vitamine liposolubili (A, D, E, K) e di alcuni antiossidanti. Senza grassi, il corpo non può utilizzare efficacemente questi nutrienti.

- Salute Cerebrale: I grassi sono fondamentali per la salute del cervello. Il cervello è composto principalmente da grassi e richiede acidi grassi essenziali per la sua funzione ottimale.

- Protezione degli Organi: I grassi sottocutanei fungono da ammortizzatori per gli organi interni e li proteggono da traumi esterni.

- Salute della Pelle: I grassi sono importanti per la salute della pelle e la sua funzione barriera. Mantengono la pelle idratata e prevengono la secchezza.

- Sostegno Ormonale: Alcuni ormoni sono derivati dai grassi e svolgono un ruolo chiave nella regolazione di processi fisiologici come la crescita, il metabolismo e la riproduzione.

- Antiossidanti: Alcuni grassi sani, come l'olio d'oliva e l'olio di cocco, hanno proprietà antiossidanti che proteggono le cellule dai danni dei radicali liberi.

Gli alimenti ricchi di grassi sani includono avocado, noci (mandorle, noci, noci del Brasile), semi (semi di lino, semi di chia), pesce grasso (salmone, sgombro, sardine), olio d'oliva, olio di cocco, e latticini integrali.

La naturopatia promuove l'assunzione di grassi sani come parte di una dieta equilibrata e consapevole che comprenda una varietà di fonti di grassi. È importante limitare l'assunzione di grassi saturi e grassi trans, spesso associati a problemi di salute, e invece concentrarsi su grassi monoinsaturi e polinsaturi che favoriscono il benessere generale. La quantità di grassi necessaria può variare da persona a persona in base all'età, al livello di attività fisica e ad altri fattori individuali; quindi, è importante personalizzare l'apporto lipidico in base alle esigenze.

Evita gli Zuccheri Aggiunti

Nella naturopatia, uno dei principi fondamentali per promuovere la salute e il benessere è evitare gli zuccheri aggiunti nella dieta. Gli zuccheri aggiunti sono zuccheri artificiali o raffinati che vengono aggiunti agli alimenti e alle bevande durante il processo di produzione. Ecco perché evitare gli zuccheri aggiunti è centrale nella naturopatia:

- Stabilizzazione dei Livelli di Zucchero nel Sangue: Gli zuccheri aggiunti possono causare picchi e cadute dei livelli di zucchero nel sangue, portando a un aumento dell'appetito e dell'assunzione complessiva di calorie.

- Controllo del Peso: Una dieta ricca di zuccheri aggiunti può contribuire all'aumento di peso e all'obesità. Gli zuccheri aggiunti forniscono calorie vuote, cioè calorie senza nutrienti essenziali.

- Salute Dentale: Gli zuccheri aggiunti sono noti per contribuire alla carie dentale. Il consumo eccessivo di bevande zuccherate e cibi ricchi di zuccheri può danneggiare la salute dei denti.

- Infiammazione: L'eccesso di zuccheri aggiunti può causare infiammazione a basso grado nel corpo, che è associata a molte malattie croniche.

- Salute del Cuore: Gli zuccheri aggiunti possono influire negativamente sui fattori di rischio cardiovascolare, tra cui il colesterolo LDL e i trigliceridi.

- Dipendenza da Zucchero: Il consumo eccessivo di zuccheri può portare a una dipendenza da zucchero, con desideri costanti di cibi dolci.

Per evitare gli zuccheri aggiunti, è importante leggere attentamente le etichette degli alimenti e delle bevande. Gli zuccheri aggiunti possono nascondersi sotto nomi diversi come sciroppo di mais ad alto contenuto di fruttosio, saccarosio, maltosio o altri nomi di zuccheri. Ridurre il consumo di bibite zuccherate, dolci, biscotti, e cibi confezionati è un passo importante per ridurre gli zuccheri aggiunti nella dieta.

Nella naturopatia, si promuove il consumo di cibi naturali e non processati, che contengono zuccheri naturali come quelli presenti nella frutta. Questi zuccheri sono accompagnati da fibre e nutrienti, che rallentano l'assorbimento e riducono gli effetti negativi sull'equilibrio del glucosio nel sangue. Scegliere fonti di dolcezza naturali come la frutta fresca è un modo sano per soddisfare la voglia di dolce senza ricorrere agli zuccheri aggiunti.

Portate Moderate

Le porzioni moderate sono un concetto chiave nella naturopatia e nella promozione di uno stile di vita sano e bilanciato. Consumare porzioni moderate è importante per diversi aspetti della salute e del benessere. Ecco perché le porzioni moderate sono centrali nella naturopatia:

- Controllo del Peso: Consumare porzioni moderate aiuta a evitare il sovrappeso e l'obesità. Mangiare in eccesso può portare a un apporto calorico eccessivo, che può contribuire a problemi di peso.

- Equilibrio Nutrizionale: Consumare porzioni moderate consente di bilanciare l'apporto di nutrienti essenziali come proteine, carboidrati, grassi, vitamine e minerali. Questo supporta il benessere generale e la salute.

- Gestione del Glucosio: Porzioni eccessivamente grandi di cibi ricchi di carboidrati possono causare picchi dei livelli di glucosio nel sangue. Mantenere le porzioni moderate è importante per il controllo del glucosio.

- Digestione Salutare: Porzioni moderate possono favorire una digestione più efficiente, riducendo il rischio di disagio gastrointestinale come bruciore di stomaco e gonfiore.

- Sostenibilità: Mangiare porzioni moderate è anche un aspetto della sostenibilità ambientale, poiché riduce lo spreco di cibo.

- Consapevolezza Alimentare: Consumare porzioni moderate incoraggia la consapevolezza alimentare, il che significa mangiare lentamente e gustare ogni boccone, prestando attenzione ai segnali di fame e sazietà del corpo.

- Supporto Emotivo: Mangiare in modo moderato può essere utile nella gestione delle emozioni legate al cibo. Non cercare nel cibo una fonte di conforto per lo stress o l'ansia.

È importante notare che le dimensioni delle porzioni possono variare da persona a persona in base all'età, al livello di attività fisica e ad altri fattori individuali. In generale, una porzione moderata dovrebbe essere sufficiente per soddisfare la fame senza eccessi. La naturopatia incoraggia a prestare attenzione ai segnali del proprio corpo, mangiare lentamente e fermarsi quando si inizia a sentirsi sazi.

L'adozione di porzioni moderate come parte di una dieta equilibrata e consapevole può contribuire alla promozione del benessere generale e alla prevenzione di problemi di salute associati al consumo eccessivo di cibo.

Attività Fisica

L'attività fisica è un componente essenziale di uno stile di vita sano ed è ampiamente considerata nella naturopatia per i suoi benefici per la salute. L'approccio naturopatico alla salute incoraggia l'attività fisica regolare e bilanciata come parte integrante del benessere generale. Ecco come l'attività fisica è centrale nella naturopatia:

- Miglioramento della Salute Cardiovascolare: L'attività fisica aiuta a rafforzare il cuore e i vasi sanguigni, migliorando la circolazione sanguigna e riducendo il rischio di malattie cardiovascolari.

- Controllo del Peso: L'attività fisica contribuisce al bilancio energetico, aiutando a bruciare calorie in eccesso e a mantenere un peso corporeo sano.

- Salute Mentale: L'attività fisica è nota per i suoi effetti positivi sulla salute mentale. Può ridurre lo stress, l'ansia e la depressione, migliorando l'umore e promuovendo il benessere emotivo.

- Fortificazione Muscolare: L'allenamento con i pesi e l'esercizio fisico regolare aiutano a rafforzare i muscoli, migliorando la resistenza e la forza.
- Flessibilità ed Equilibrio: Gli esercizi di flessibilità ed equilibrio promuovono la stabilità corporea e riducono il rischio di cadute, specialmente negli anziani.
- Salute Ossea: L'attività fisica può contribuire a mantenere la densità ossea e prevenire l'osteoporosi.
- Supporto Immunitario: L'esercizio fisico regolare può migliorare la funzione del sistema immunitario, aiutando il corpo a combattere infezioni e malattie.
- Riduzione dell'Infiammazione: L'attività fisica può contribuire a ridurre l'infiammazione cronica nel corpo, un fattore di rischio per numerose malattie.
- Qualità del Sonno: L'esercizio fisico regolare può migliorare la qualità del sonno, contribuendo a un riposo notturno più profondo e rigenerante.
- Sostenibilità: La naturopatia promuove anche uno stile di vita sostenibile, e camminare o utilizzare mezzi di trasporto eco-friendly possono contribuire a ridurre l'impatto ambientale.

La naturopatia enfatizza l'importanza di trovare un'attività fisica che si adatti alle preferenze e alle esigenze individuali. Può includere camminate, corsa, nuoto, yoga, pilates, ciclismo o qualsiasi altra forma di esercizio che favorisca il benessere. È importante iniziare gradualmente e consultare un professionista della salute prima di iniziare un nuovo programma di allenamento, specialmente se si hanno condizioni mediche preesistenti.

L'obiettivo è adottare un approccio equilibrato all'attività fisica, evitando l'eccesso e l'insufficiente esercizio fisico, per mantenere un corpo sano e una mente in equilibrio.

Gestione dello Stress

La gestione dello stress è un aspetto fondamentale della naturopatia e della promozione del benessere generale. Nella naturopatia, si riconosce l'importanza di affrontare lo stress in modo efficace poiché lo stress cronico può avere un impatto significativo sulla salute. Ecco come la gestione dello stress è centrale nella naturopatia:

- Effetti dello Stress sulla Salute: Lo stress cronico può contribuire a una serie di problemi di salute, tra cui disturbi del sonno, problemi digestivi, disturbi dell'umore, disturbi cardiaci e compromissione del sistema immunitario. La naturopatia mira a ridurre questi effetti negativi attraverso strategie di gestione dello stress.

- Tecniche di Rilassamento: La naturopatia promuove tecniche di rilassamento come la meditazione, la respirazione profonda, lo yoga e la mindfulness. Queste pratiche possono aiutare a ridurre la tensione muscolare e promuovere il rilassamento mentale.

- Attività Fisica: L'esercizio fisico regolare è un modo efficace per gestire lo stress, poiché rilascia endorfine, sostanze chimiche che migliorano l'umore. La naturopatia incoraggia l'attività fisica come parte di uno stile di vita equilibrato.

- Alimentazione Equilibrata: Una dieta sana e bilanciata può influenzare la risposta del corpo allo stress. La naturopatia promuove il consumo di alimenti nutrienti e il controllo dell'apporto di caffeina e zuccheri aggiunti, che possono aumentare l'ansia.

- Sonno di Qualità: Il sonno adeguato è fondamentale per il benessere mentale ed emotivo. La naturopatia enfatizza l'importanza di una buona higiene del sonno per migliorare la qualità del riposo.

- Supplementi Naturali: Alcuni integratori naturali come la camomilla, la melatonina e il magnesio possono aiutare a ridurre lo stress e promuovere il sonno. Tuttavia, è importante consultare un professionista della salute prima di utilizzare qualsiasi integratore.

- Consapevolezza Emotiva: La naturopatia incoraggia la consapevolezza emotiva, il che significa riconoscere e affrontare le emozioni in modo sano, piuttosto che reprimerle.

- Gestione del Tempo: Imparare a pianificare il tempo in modo efficace e a stabilire priorità può ridurre il senso di sovraccarico e stress.

- Sostenibilità e Ambiente: La naturopatia considera anche l'ambiente circostante come fattore di stress. Vivere in un ambiente pulito e sostenibile può contribuire a ridurre lo stress.
- Supporto Sociale: Mantenere relazioni sociali e avere una rete di supporto può essere fondamentale per affrontare lo stress. La condivisione delle esperienze e il sostegno emotivo possono aiutare a far fronte alle sfide della vita.

La gestione dello stress nella naturopatia è un approccio olistico che considera il benessere del corpo, della mente e dello spirito. L'obiettivo è sviluppare una serie di strategie personalizzate per affrontare lo stress in modo efficace e promuovere la salute generale e il benessere.

Ricorda che la gestione del peso è un processo graduale. È importante concentrarsi sulla creazione di abitudini alimentari e di vita sostenibili a lungo termine, piuttosto che su diete drastiche e insostenibili. Seguendo questi principi naturali, puoi raggiungere e mantenere un peso sano in modo equilibrato e sostenibile.

Capitolo 7: Alimentazione per una Pelle Radiante

La pelle è uno specchio della nostra salute interna ed è influenzata in modo significativo dalla nostra alimentazione. In questo capitolo, esploreremo come l'alimentazione può contribuire a ottenere una pelle radiante e sana seguendo i principi della naturopatia.

Idratazione Adeguata

L'idratazione è fondamentale per mantenere la pelle sana ed elastica. Bere abbondante acqua aiuta a mantenere la pelle ben idratata e favorisce l'eliminazione delle tossine dal corpo. Integrando tisane a base di erbe e tè verde puoi fornire ulteriori benefici alla pelle grazie alle loro proprietà antiossidanti. In questa direzione, possiamo seguire tutte le indicazioni fornite in precedenza.

Antiossidanti Naturali

Gli antiossidanti naturali sono sostanze presenti in alcuni alimenti che aiutano a proteggere le cellule del corpo dai danni causati dai radicali liberi. I radicali liberi sono molecole instabili che possono danneggiare le cellule, causando invecchiamento prematuro e aumentando il rischio di malattie croniche. Nella naturopatia, il consumo di alimenti ricchi di antiossidanti naturali è incoraggiato per migliorare la salute e prevenire problemi di salute. Ecco alcune importanti fonti di antiossidanti naturali: Oltre agli antiossidanti descritti in precedenza, quali Vitamina C, Vitamina E, Vitamina A, Selenio e Zinco, possiamo menzionare:

Flavonoidi: Trovati in frutti di bosco, uva, tè verde e cioccolato fondente, i flavonoidi sono antiossidanti che possono contribuire a migliorare la salute cardiovascolare e ridurre l'infiammazione.

Resveratrolo: Trovato nel vino rosso, nell'uva e nei mirtilli, il resveratrolo è noto per il suo potenziale benefico per la salute cardiaca e per la sua capacità di neutralizzare i radicali liberi.

Curcumina: Questo composto si trova nella curcuma, una spezia usata in cucina indiana. È noto per le sue proprietà antiossidanti e antinfiammatorie.

Licopene: Trovato principalmente nei pomodori e nei prodotti a base di pomodoro, il licopene è un potente antiossidante associato alla prevenzione del cancro e alla salute della prostata.

Catechine: Trovate nel tè verde, le catechine sono antiossidanti che possono aiutare a migliorare la salute cardiaca e a promuovere la perdita di peso.

La naturopatia incoraggia una dieta ricca di frutta e verdura fresca, noci, semi e alimenti integrali, in quanto questi alimenti sono spesso ricchi di antiossidanti naturali. Consumare una varietà di questi alimenti può contribuire a garantire un apporto sufficiente di antiossidanti per proteggere il corpo dai danni dei radicali liberi e promuovere la salute generale.

Acidi Grassi Omega-3

Gli acidi grassi omega-3 sono un gruppo di grassi polinsaturi noti per i loro numerosi benefici per la salute. Nella naturopatia, gli omega-3 sono considerati essenziali per il benessere generale del corpo. Ecco come gli acidi grassi omega-3 sono centrali nella naturopatia:

- Salute Cardiovascolare: Gli omega-3 sono noti per ridurre il rischio di malattie cardiovascolari. Possono abbassare i livelli di trigliceridi nel sangue, ridurre la pressione sanguigna e migliorare la funzione delle arterie.
- Infiammazione: Gli omega-3 hanno potenti proprietà antinfiammatorie, che possono contribuire a ridurre l'infiammazione cronica nel corpo, un fattore di rischio per molte malattie.
- Salute Cerebrale: Gli omega-3 sono essenziali per il cervello e il sistema nervoso. Possono migliorare la memoria, la concentrazione e ridurre il rischio di disturbi neurodegenerativi come l'Alzheimer.

- Umore e Benessere Mentale: Gli omega-3 sono stati associati a un miglioramento dell'umore e alla riduzione dei sintomi di depressione e ansia.

- Salute Oculare: Gli acidi grassi omega-3, in particolare il DHA, sono importanti per la salute degli occhi e possono contribuire a prevenire la degenerazione maculare legata all'età.

- Sostenibilità: La naturopatia incoraggia l'assunzione di omega-3 da fonti sostenibili come il pesce selvaggio e il krill per preservare la salute degli oceani.

Fonti alimentari di omega-3 includono pesce grasso (come il salmone, le sardine e il tonno), semi di lino, semi di chia, noci, alghe marine e olio di pesce. Tuttavia, poiché il corpo umano non può produrre omega-3 da solo, è importante assicurarsi di ottenere sufficienti omega-3 dalla dieta o tramite integratori.

Nella naturopatia, l'obiettivo è mantenere un equilibrio ottimale tra omega-3 e omega-6 nella dieta. Mentre gli omega-3 hanno proprietà antinfiammatorie, gli omega-6 possono essere pro-infiammatori se consumati in eccesso. Pertanto, una dieta equilibrata che includa una varietà di fonti di omega-3 è importante per la salute generale e la prevenzione di malattie. Si consiglia di consultare un professionista della salute prima di apportare cambiamenti significativi alla dieta o di iniziare un supplemento di omega-3.

Biotina

La biotina, nota anche come vitamina B7 o vitamina H, è una vitamina idrosolubile che svolge un ruolo fondamentale nella salute generale del corpo umano. Nella naturopatia, la biotina è considerata una vitamina essenziale per il benessere. Ecco perché la biotina è importante nella naturopatia:

- Salute della Pelle, dei Capelli e delle Unghie: La biotina è associata alla promozione di una pelle sana, capelli forti e unghie robuste. Può aiutare a ridurre i problemi di pelle secca e squamosa.

- Metabolismo dei Nutrienti: La biotina è coinvolta nel metabolismo dei carboidrati, delle proteine e dei grassi. Contribuisce alla conversione di questi nutrienti in energia utilizzabile dal corpo.
- Regolazione del Glucosio nel Sangue: La biotina può aiutare a regolare i livelli di glucosio nel sangue, il che è importante per le persone con diabete o prediabete.
- Salute Cardiovascolare: La biotina può contribuire a mantenere sani i livelli di colesterolo nel sangue, riducendo il rischio di malattie cardiache.
- Sistema Nervoso: È importante per il funzionamento del sistema nervoso, aiutando nella conduzione degli impulsi nervosi.
- Sintesi di Acidi Grassi: La biotina è coinvolta nella sintesi degli acidi grassi, che sono fondamentali per la salute delle membrane cellulari.
- Produzione di Collagene: Contribuisce alla produzione di collagene, una proteina essenziale per la struttura della pelle, delle articolazioni e dei tessuti connettivi.

La carenza di biotina è rara, poiché questa vitamina è presente in molti alimenti comuni come uova, carne, pesce, noci, semi, avocado e vegetali a foglia verde. Tuttavia, alcune persone, come quelle con disturbi gastrointestinali o che consumano grandi quantità di tuorlo d'uovo crudo, possono essere a rischio di carenza di biotina.

Nella naturopatia, si promuove una dieta equilibrata e varia che fornisca una quantità adeguata di biotina per sostenere la salute generale. Inoltre, è importante consultare un professionista della salute prima di iniziare qualsiasi integratore, poiché l'assunzione eccessiva di biotina da supplementi può avere effetti collaterali.

Limita lo Zucchero e gli Alimenti Processati

Gli zuccheri raffinati e gli alimenti altamente processati possono contribuire all'infiammazione nella pelle. Evita il consumo eccessivo di dolci, cibi fritti e snack confezionati per mantenere una pelle luminosa.

Cura l'Equilibrio Digestivo
La salute della pelle è strettamente legata al benessere dell'apparato digerente. Mangia cibi ricchi di fibra per favorire una digestione sana e considera l'assunzione di probiotici per mantenere un equilibrio nella flora intestinale.

Capitolo 8: Come Mantenere un Cuore Sano attraverso l'Alimentazione

Il cuore è uno dei nostri organi vitali più importanti, e una dieta sana può svolgere un ruolo cruciale nel mantenere la salute cardiaca. In questo capitolo, esploreremo come l'alimentazione può contribuire a mantenere un cuore sano.

Alimentazione Ricca di Antiossidanti

Gli antiossidanti presenti in alimenti come frutta e verdura colorate, noci, semi e legumi aiutano a proteggere il cuore dai danni causati dai radicali liberi. Questi composti riducono l'infiammazione e supportano la salute delle arterie.

Alimenti Ricchi di Fibre

Le fibre alimentari, presenti in alimenti come i cereali integrali, le legumi e le verdure a foglia verde, sono essenziali per la salute cardiaca. Le fibre aiutano a ridurre il colesterolo cattivo (LDL) nel sangue e a mantenere le arterie libere da depositi di grasso.

Grassi Salutari

I grassi sani, come quelli contenuti negli oli vegetali (come l'olio d'oliva e l'olio di semi di lino), nei pesci grassi (come il salmone e le sardine) e nelle noci, sono fondamentali per la salute del cuore. Questi grassi riducono il rischio di infiammazione e contribuiscono a mantenere il colesterolo in equilibrio.

Pesce Ricco di Omega-3

Il pesce ricco di acidi grassi omega-3, come il salmone, le sardine e il tonno, è noto per i suoi benefici per la salute cardiaca. Gli omega-3 aiutano a ridurre l'infiammazione, a mantenere un battito cardiaco regolare e a ridurre il rischio di coaguli sanguigni.

Limita il sale
Un eccesso di sodio può aumentare la pressione sanguigna e mettere stress sul cuore. Riduci il consumo di alimenti ad alto contenuto di sale, come cibi pronti e snack salati.

Limita gli Zuccheri Aggiunti
Lo zucchero aggiunto può contribuire all'infiammazione e all'aumento di peso, entrambi fattori di rischio per la salute cardiaca. Evita le bevande zuccherate e i cibi ricchi di zucchero raffinato.

Controllo delle Porzioni
Mantenere le porzioni sotto controllo è importante per evitare l'eccesso calorico e il sovrappeso, fattori di rischio per le malattie cardiache.

Consumo Moderato di Alcol
Il consumo eccessivo di alcol può aumentare la pressione sanguigna e danneggiare il cuore. Se bevi alcol, fallo con moderazione.

Mantieni un Peso Salutare
Il peso corporeo è collegato alla salute del cuore. Mantenere un peso sano attraverso una dieta equilibrata e l'attività fisica può ridurre il rischio di malattie cardiache.

Attività Fisica Regolare
L'attività fisica è un pilastro fondamentale per la salute cardiaca. Fai esercizio regolarmente per mantenere il cuore forte e la circolazione sanguigna efficiente.
Mantenere un cuore sano attraverso l'alimentazione è una scelta intelligente per il tuo benessere generale. Incorpora questi principi nella tua dieta quotidiana per sostenere una salute cardiaca duratura e prevenire malattie del cuore. Nel prossimo capitolo, esploreremo come l'alimentazione può influenzare il tuo sistema immunitario.

Capitolo 9: L'Importanza dell'Equilibrio Ormonale

Nella naturopatia, l'equilibrio ormonale è considerato cruciale per la salute generale, e il controllo dell'insulina e dei livelli di zucchero nel sangue svolge un ruolo fondamentale in questo contesto. Ecco come la naturopatia considera l'importanza dell'equilibrio ormonale, in particolare per quanto riguarda l'insulina e il glucosio nel sangue:

- Regolazione dell'Insulina: L'insulina è un ormone prodotto dal pancreas che regola i livelli di zucchero nel sangue. La naturopatia promuove uno stile di vita e una dieta che aiutano a mantenere una sensibilità all'insulina ottimale. Ciò significa evitare picchi e cali improvvisi di zucchero nel sangue, che possono portare a problemi come l'iperglicemia (livelli elevati di zucchero nel sangue) e l'ipoglicemia (livelli bassi di zucchero nel sangue).

- Alimentazione Bilanciata: Una dieta equilibrata nella naturopatia mira a ridurre il consumo di zuccheri aggiunti e cibi altamente processati che possono causare picchi di zucchero nel sangue. Si consiglia di consumare cibi integrali, come cereali integrali, frutta, verdura, proteine magre e grassi sani, che aiutano a mantenere livelli di glucosio stabili.

- Attività Fisica: L'esercizio fisico regolare può migliorare la sensibilità all'insulina e aiutare a regolare i livelli di zucchero nel sangue. La naturopatia incoraggia l'attività fisica come parte di uno stile di vita sano.

- Gestione dello Stress: Lo stress può influenzare i livelli di zucchero nel sangue attraverso l'attivazione del sistema nervoso simpatico. La naturopatia promuove tecniche di gestione dello stress come la meditazione, la mindfulness e la respirazione profonda per mantenere l'equilibrio ormonale.

- Supplementi Naturali: Alcuni integratori naturali, come la berberina e il cromo, sono stati studiati per il loro potenziale ruolo nel migliorare la sensibilità all'insulina. Tuttavia, è importante consultare un naturopata o un professionista della salute prima di iniziare qualsiasi integratore.

- Monitoraggio Regolare: Nella naturopatia, il monitoraggio regolare dei livelli di zucchero nel sangue è considerato importante per individuare precocemente eventuali squilibri e prendere misure preventive.
- Individuazione di Intolleranze Alimentari: Alcune intolleranze alimentari, come l'intolleranza al glutine o al lattosio, possono influenzare i livelli di zucchero nel sangue. La naturopatia può aiutare a individuare queste intolleranze e a creare una dieta personalizzata.

Mantenere l'equilibrio ormonale, in particolare per quanto riguarda l'insulina e il glucosio nel sangue, è un pilastro importante della naturopatia. Questo equilibrio non solo promuove la salute generale ma può anche aiutare a prevenire o gestire condizioni come il diabete di tipo 2 e altre malattie legate al metabolismo. La naturopatia adotta un approccio olistico alla salute, considerando l'interazione tra dieta, stile di vita e ormoni per promuovere il benessere generale.

Cortisolo e Stress

Nella naturopatia, il cortisolo è un ormone che gioca un ruolo cruciale quando si tratta di stress e salute generale. L'equilibrio del cortisolo è fondamentale per mantenere una risposta allo stress adeguata e prevenire i problemi di salute correlati allo stress cronico. Ecco come la naturopatia affronta il tema del cortisolo e dello stress:

- Risposta allo Stress: Il cortisolo è noto come l'ormone dello stress poiché è rilasciato in risposta a situazioni stressanti. La sua funzione è quella di preparare il corpo a reagire al pericolo, aumentando la disponibilità di energia e riducendo temporaneamente alcune funzioni non essenziali, come la digestione.
- Stress Cronico: Tuttavia, lo stress cronico può portare a un aumento persistente dei livelli di cortisolo nel sangue, il che può avere effetti negativi sulla salute, tra cui l'indebolimento del sistema immunitario, l'infiammazione e disturbi del sonno.

- Gestione dello Stress: La naturopatia enfatizza l'importanza della gestione dello stress per promuovere l'equilibrio del cortisolo. Tecniche come la meditazione, la mindfulness, lo yoga e la respirazione profonda possono aiutare a ridurre il livello di stress e migliorare la risposta ormonale.
- Sonno di Qualità: Il sonno è cruciale per il bilancio del cortisolo. La naturopatia promuove un sonno di alta qualità attraverso una buona igiene del sonno e la creazione di una routine serale rilassante.
- Alimentazione Equilibrata: Una dieta equilibrata che fornisce una varietà di nutrienti essenziali è importante per la regolazione del cortisolo. Evitare il consumo eccessivo di caffeina e zucchero può contribuire a mantenere livelli di cortisolo stabili.
- Supplementi Naturali: Alcuni integratori naturali, come la radice di ashwagandha o il rhodiola, sono stati studiati per il loro potenziale effetto di riduzione dello stress e della regolazione del cortisolo. Tuttavia, è importante consultare un naturopata o un professionista della salute prima di iniziare qualsiasi integratore.
- Esercizio Fisico: L'attività fisica regolare può aiutare a ridurre lo stress e a migliorare la risposta al cortisolo. La naturopatia promuove un equilibrio tra esercizio e riposo.
- Supporto Emotivo: La naturopatia riconosce l'importanza del supporto emotivo e può includere tecniche di counseling o terapie per aiutare a gestire lo stress emotivo.

Mantenere un equilibrio sano del cortisolo è un elemento chiave nella promozione del benessere generale secondo la naturopatia. Questo bilancio è cruciale per garantire che il corpo risponda in modo appropriato allo stress, senza che il cortisolo raggiunga livelli eccessivamente elevati nel sangue che potrebbero danneggiare la salute a lungo termine. La naturopatia adotta un approccio olistico alla salute, che considera la gestione dello stress come un aspetto fondamentale del benessere complessivo.

Leptina e Grelina

Nella naturopatia, la leptina e la grelina sono due ormoni chiave che influenzano l'appetito, il controllo del peso e il metabolismo. L'equilibrio tra questi due ormoni è fondamentale per la gestione del peso e il benessere generale. Ecco come la naturopatia considera la leptina e la grelina:

- **Leptina**

La leptina è un ormone prodotto dalle cellule adipose (grasso) del corpo ed è coinvolta nella regolazione dell'appetito e del metabolismo. La sua funzione principale è quella di segnalare al cervello quando siamo sazi e di regolare il consumo di cibo. Nella naturopatia, si promuove la salute del tessuto adiposo per garantire una produzione equilibrata di leptina.

- **Grelina**

La grelina è un ormone prodotto principalmente dallo stomaco e ha l'effetto opposto della leptina. Aumenta l'appetito e stimola la fame. Nella naturopatia, si cerca di mantenere i livelli di grelina sotto controllo attraverso scelte alimentari sane e regolari.

- **Alimentazione Equilibrata**

Una dieta equilibrata che include alimenti integrali, proteine magre, grassi sani e fibre può aiutare a regolare la produzione di leptina e a migliorare la sensibilità dei recettori di leptina nel cervello.

- **Regolarità dei Pasti**

Nella naturopatia, si enfatizza l'importanza di pasti regolari e spuntini sani per mantenere stabili i livelli di zucchero nel sangue e regolare la grelina.

- **Attività Fisica**

L'esercizio fisico regolare può contribuire a migliorare la sensibilità alla leptina e regolare gli ormoni coinvolti nel controllo del peso.

- **Sonno di Qualità**

La qualità del sonno è fondamentale per il bilancio ormonale. La privazione del sonno può influenzare negativamente la leptina e la grelina, portando a una maggiore fame.

- **Gestione dello Stress**

La naturopatia incoraggia l'adozione di tecniche di gestione dello stress, poiché lo stress cronico può influenzare negativamente la regolazione degli ormoni dell'appetito.

- **Supplementi Naturali**

Alcuni integratori naturali, come l'estratto di tè verde o il cromo, sono stati studiati per il loro potenziale effetto sulla regolazione dell'appetito e del peso. Tuttavia, è importante consultare un naturopata o un professionista della salute prima di iniziare qualsiasi integratore.

Mantenere un equilibrio sano tra leptina e grelina è essenziale per la gestione del peso e il controllo dell'appetito. La naturopatia adotta un approccio olistico alla salute, considerando sia l'aspetto fisico che l'aspetto emotivo dell'alimentazione e del controllo del peso. L'obiettivo è promuovere uno stile di vita che favorisca l'equilibrio ormonale e il benessere generale.

Ormoni Sessuali

Nella naturopatia, gli ormoni sessuali svolgono un ruolo cruciale nella salute generale e nel benessere. Questi ormoni, tra cui estrogeni, progesterone e testosterone, influenzano una vasta gamma di funzioni nel corpo e il loro equilibrio è essenziale per il benessere fisico ed emotivo. Ecco come la naturopatia considera gli ormoni sessuali:

- Equilibrio Ormonale: La naturopatia promuove un equilibrio ormonale ottimale come parte della salute generale. Questo equilibrio è importante per la fertilità, la salute delle ossa, la funzione cardiaca e molti altri aspetti del benessere.

- Ciclo Mestruale Regolare: Per le donne, il mantenimento di un ciclo mestruale regolare è spesso un indicatore di equilibrio ormonale. La naturopatia può offrire supporto per affrontare disturbi del ciclo, come l'amenorrea o l'oligomenorrea.

- Menopausa e Andropausa: La naturopatia può aiutare uomini e donne durante la transizione verso la menopausa e l'andropausa, offrendo opzioni di trattamento naturali per alleviare sintomi come vampate di calore, sbalzi d'umore e perdita di libido.

- Alimentazione e Stile di Vita: La dieta e lo stile di vita svolgono un ruolo fondamentale nella regolazione degli ormoni sessuali. La naturopatia promuove una dieta equilibrata, l'esercizio fisico regolare e il controllo dello stress per sostenere l'equilibrio ormonale.

- Erbe e Integratori: Alcune erbe e integratori naturali possono essere utilizzati nella naturopatia per sostenere la salute ormonale. Ad esempio, il trifoglio rosso è noto per contenere fitoestrogeni che possono aiutare a gestire i sintomi della menopausa.

- Gestione dello Stress: Lo stress cronico può influenzare negativamente l'equilibrio ormonale. La naturopatia enfatizza tecniche di gestione dello stress come la meditazione, la mindfulness e lo yoga.

- Test Ormonali: In alcuni casi, possono essere eseguiti test ormonali per valutare i livelli degli ormoni sessuali e identificare eventuali squilibri.

- Salute Sessuale: La naturopatia considera anche la salute sessuale come parte integrante del benessere. Può offrire supporto per problemi come la disfunzione erettile, la libido bassa o la dispareunia.

Mantenere un equilibrio sano degli ormoni sessuali è fondamentale per la salute generale e il benessere, sia per uomini che per donne. La naturopatia adotta un approccio olistico alla salute, considerando sia gli aspetti fisici che quelli emotivi e offrendo opzioni di trattamento naturali per affrontare le sfide legate agli ormoni sessuali.

Iodio e Tiroide

Nella naturopatia, lo iodio e la salute della tiroide sono strettamente correlati. La tiroide è una ghiandola endocrina che svolge un ruolo fondamentale nel regolare il metabolismo e influenzare la salute generale. L'iodio è un minerale essenziale per la produzione degli ormoni tiroidei, che a loro volta influenzano molte funzioni nel corpo. Ecco come la naturopatia considera l'iodio e la salute della tiroide:

- Assunzione Adeguata di Iodio: L'iodio è un componente cruciale degli ormoni tiroidei, come la tiroxina (T4) e la triiodotironina (T3).

La naturopatia enfatizza l'importanza di assicurare un'assunzione adeguata di iodio attraverso la dieta o, se necessario, tramite integratori.

- Dieta Ricca di Iodio: Gli alimenti ricchi di iodio includono il pesce di mare, le alghe marine, il sale iodato e alcuni latticini. La naturopatia promuove una dieta equilibrata che fornisca una quantità sufficiente di iodio per sostenere la funzione tiroidea.

- Evitare l'Eccesso di Iodio: Mentre l'iodio è essenziale, un eccesso di iodio può anche essere dannoso per la tiroide. La naturopatia incoraggia a evitare l'uso eccessivo di integratori di iodio senza la supervisione di un professionista della salute.

- Alimentazione Equilibrata: Una dieta equilibrata che sostiene la salute generale può contribuire a mantenere una tiroide sana. La naturopatia promuove l'adozione di una dieta ricca di alimenti integrali, proteine magre, grassi sani e fibre.

- Gestione dello Stress: Lo stress cronico può influenzare negativamente la funzione tiroidea. La naturopatia enfatizza la gestione dello stress attraverso tecniche come la meditazione, la mindfulness e lo yoga.

- Integratori Naturali: Alcuni integratori naturali, come il selenio e il tirosina, sono noti per il loro potenziale effetto benefico sulla funzione tiroidea. Tuttavia, è importante consultare un naturopata o un professionista della salute prima di iniziare qualsiasi integratore.

- Monitoraggio della Funzione Tiroidea: La naturopatia può includere il monitoraggio regolare della funzione tiroidea attraverso esami del sangue per identificare eventuali squilibri precocemente.

- Terapie Naturali: La naturopatia può utilizzare terapie naturali, come l'omeopatia o la fitoterapia, per sostenere la funzione tiroidea in caso di problemi come l'ipotiroidismo o l'ipertiroidismo.

Mantenere una tiroide sana è essenziale per la salute generale e il benessere. La naturopatia adotta un approccio olistico alla salute, che considera l'equilibrio della tiroide come parte integrante del benessere complessivo. La salute della tiroide può influenzare molte funzioni vitali nel corpo, e quindi, è importante prenderne cura attraverso scelte alimentari e stili di vita sani.

Omega-3 e Infiammazione

Nella naturopatia, gli acidi grassi omega-3 svolgono un ruolo fondamentale nella gestione dell'infiammazione e nella promozione della salute generale. Questi grassi essenziali, che includono l'acido eicosapentaenoico (EPA) e l'acido docosaesaenoico (DHA), sono noti per i loro effetti antinfiammatori. Ecco come la naturopatia considera gli omega-3 nella gestione dell'infiammazione:

- Riduzione dell'Infiammazione: Gli omega-3 sono noti per ridurre l'infiammazione nel corpo. Possono inibire la produzione di mediatori infiammatori, come le prostaglandine e i leucotrieni, contribuendo a ridurre il dolore e l'infiammazione cronica.
- Equilibrio tra Omega-3 e Omega-6: Nella naturopatia, si enfatizza l'importanza di mantenere un equilibrio tra gli omega-3 e gli omega-6 nell'alimentazione. Mentre gli omega-3 sono antinfiammatori, un eccesso di omega-6 può promuovere l'infiammazione. Una dieta equilibrata è cruciale per mantenere questo rapporto.
- Fonti Alimentari: Gli alimenti ricchi di omega-3 includono il pesce grasso (come il salmone e il tonno), le noci, i semi di lino e l'olio di pesce. La naturopatia promuove l'inclusione di queste fonti nella dieta quotidiana per sostenere la salute.
- Integratori Naturali: In alcuni casi, possono essere raccomandati integratori di omega-3 per affrontare specifici problemi di infiammazione. Tuttavia, è importante consultare un naturopata o un professionista della salute per determinare la giusta dose e il tipo di integratore da utilizzare.
- Dieta Antinfiammatoria: La naturopatia incoraggia l'adozione di una dieta antinfiammatoria, che include cibi integrali, frutta, verdura, proteine magre e grassi sani come quelli presenti nell'olio d'oliva e nell'avocado.

- Gestione dello Stress: Lo stress cronico può contribuire all'infiammazione nel corpo. La naturopatia promuove tecniche di gestione dello stress come la meditazione, la mindfulness e lo yoga.

- Monitoraggio della Risposta: Nella naturopatia, può essere utile monitorare la risposta individuale agli omega-3 attraverso esami del sangue per determinare se sono necessari cambiamenti nella dieta o negli integratori.

- Terapie Naturali: La naturopatia può utilizzare terapie naturali, come l'omeopatia o la fitoterapia, per affrontare specifici problemi legati all'infiammazione, come l'artrite reumatoide.

Gli omega-3 sono considerati un pilastro importante nella gestione dell'infiammazione e nella promozione della salute generale secondo la naturopatia. Questi acidi grassi essenziali non solo possono aiutare a ridurre l'infiammazione, ma sono anche importanti per il funzionamento ottimale del cervello, del cuore e di molti altri sistemi nel corpo. La naturopatia enfatizza l'adozione di uno stile di vita e di una dieta equilibrata per sostenere la salute e prevenire problemi legati all'infiammazione.

Cura l'Equilibrio Energetico

Nella naturopatia, l'equilibrio energetico è un concetto chiave che riflette la salute generale e il benessere del corpo. Questo equilibrio riguarda non solo l'energia fisica, ma anche quella emotiva e mentale. Ecco come la naturopatia considera la cura dell'equilibrio energetico:

- Nutrizione Adeguata: La naturopatia enfatizza l'importanza di una nutrizione adeguata a sostenere l'equilibrio energetico. Una dieta equilibrata che fornisce una varietà di nutrienti essenziali è cruciale per mantenere livelli energetici ottimali.

- Gestione dello Stress: Lo stress cronico può esaurire le riserve energetiche del corpo. La naturopatia promuove la gestione dello stress attraverso tecniche come la meditazione, la mindfulness e la respirazione profonda.

- Sonno Riposante: Il sonno di alta qualità è essenziale per ristorare l'energia del corpo. La naturopatia offre suggerimenti per migliorare la qualità del sonno, come stabilire una routine serale rilassante.

- Attività Fisica Moderata: L'esercizio fisico regolare può aiutare a mantenere un buon equilibrio energetico. La naturopatia promuove l'attività fisica come parte di uno stile di vita sano.

- Riposo Adeguato: Il riposo e il recupero sono fondamentali per rinnovare l'energia. La naturopatia incoraggia il riposo adeguato, tra cui pause durante la giornata e ferie periodiche.

- Terapie Naturali: La naturopatia può utilizzare terapie naturali come la fitoterapia o l'omeopatia per sostenere l'equilibrio energetico in caso di squilibri specifici.

- Ascolto del Corpo: Un aspetto importante della naturopatia è l'ascolto del proprio corpo. Riconoscere i segnali di stanchezza o sovraccarico energetico e rispondere adeguatamente è parte integrante della cura dell'equilibrio energetico.

- Mente ed Emozioni: La naturopatia considera anche l'equilibrio energetico emotivo e mentale. Tecniche come la terapia cognitivo-comportamentale o la meditazione possono essere utilizzate per sostenere l'equilibrio mentale ed emotivo.

- Idratazione Adeguata: Mantenere una corretta idratazione è fondamentale per l'equilibrio energetico. La naturopatia promuove il consumo di acqua a sufficienza per mantenere l'idratazione ottimale.

- Dieta Equilibrata: Una dieta equilibrata che evita il consumo eccessivo di zuccheri e alimenti altamente processati è importante per prevenire picchi e crolli energetici.

L'equilibrio energetico è un concetto complesso che coinvolge molti aspetti della salute fisica, mentale ed emotiva. La naturopatia considera l'individuo nel suo insieme e offre un approccio olistico per migliorare l'equilibrio energetico e il benessere complessivo. Questo include scelte alimentari, stile di vita, tecniche di gestione dello stress e altre strategie per aiutare le persone a sentirsi vitali ed energizzate nella vita quotidiana.

L'alimentazione gioca un ruolo significativo nell'equilibrio ormonale. Scegliere cibi nutrienti e seguire uno stile di vita sano contribuirà a mantenere i tuoi ormoni in equilibrio, sostenendo la tua salute generale. Nel prossimo capitolo, esploreremo come l'alimentazione può supportare la salute delle ossa.

Capitolo 10: Alimentazione per la Salute Mentale ed Emotiva

La salute mentale ed emotiva è un aspetto cruciale del benessere complessivo. L'alimentazione può avere un impatto significativo sulla tua salute mentale e sulle tue emozioni. In questo capitolo, esploreremo come una dieta equilibrata possa sostenere la tua salute mentale ed emotiva.

Equilibrio dei Neurotrasmettitori

Nella naturopatia, l'alimentazione è considerata un elemento cruciale per promuovere la salute mentale ed emotiva, in quanto può influenzare l'equilibrio dei neurotrasmettitori nel cervello. Questi neurotrasmettitori, come la serotonina, la dopamina e il GABA, giocano un ruolo fondamentale nella regolazione dell'umore, dello stress e delle emozioni. Ecco come la naturopatia considera l'alimentazione per sostenere l'equilibrio dei neurotrasmettitori:

- Aminoacidi Precursori: Gli aminoacidi sono i mattoni fondamentali per la produzione di neurotrasmettitori. La naturopatia promuove un'assunzione adeguata di aminoacidi precursori attraverso una dieta ricca di proteine magre, come pollo, pesce, legumi e latticini.

- Triptofano e Serotonina: Il triptofano è un aminoacido precursore della serotonina, noto come il "neurotrasmettitore del benessere". Una dieta equilibrata che include alimenti come il tacchino, il salmone, i latticini e le noci può sostenere la produzione di serotonina.

- Tirosina e Dopamina: La tirosina è un precursore della dopamina, coinvolta nella regolazione dell'umore e della motivazione. Alimenti come il pesce, le uova, il formaggio e le mandorle possono contribuire a mantenere livelli adeguati di tirosina.

- Magnesio: Il magnesio è importante per il funzionamento del GABA, un neurotrasmettitore che favorisce la calma e la riduzione dello stress. La naturopatia promuove il consumo di alimenti ricchi di magnesio, come noci, semi, verdure a foglia verde e cioccolato fondente.

- Omega-3: Gli acidi grassi omega-3, presenti in alimenti come il pesce grasso, le noci e i semi di lino, possono sostenere l'equilibrio dei neurotrasmettitori e ridurre l'infiammazione nel cervello, contribuendo alla salute mentale.

- Evitare Zuccheri Raffinati e Cibi Processati: La naturopatia incoraggia l'evitare il consumo eccessivo di zuccheri raffinati e cibi altamente processati, che possono causare picchi e crolli degli zuccheri nel sangue e influenzare negativamente l'umore.

- Idratazione Adeguata: Mantenere una buona idratazione è importante per il funzionamento ottimale del cervello e dei suoi neurotrasmettitori.

- Terapie Naturali: La naturopatia può utilizzare terapie naturali, come la fitoterapia o la terapia nutrizionale, per affrontare specifici squilibri neurotrasmettitoriali.

- Ascolto del Corpo: L'ascolto delle proprie sensazioni e dei segnali emotivi è parte integrante della naturopatia. Riconoscere come certi alimenti influenzano l'umore e le emozioni può aiutare a prendere decisioni alimentari più consapevoli.

- Gestione dello Stress: La gestione dello stress è fondamentale per mantenere l'equilibrio dei neurotrasmettitori. La naturopatia promuove tecniche di gestione dello stress, come la meditazione e lo yoga, per sostenere la salute mentale ed emotiva.

Mantenere l'equilibrio dei neurotrasmettitori attraverso una corretta alimentazione è un aspetto importante della naturopatia nella promozione della salute mentale ed emotiva. La naturopatia adotta un approccio olistico alla salute, considerando l'interazione tra alimentazione, stile di vita e benessere emotivo. Questo approccio integrato mira a sostenere il benessere globale della persona, non solo dal punto di vista fisico, ma anche dal punto di vista mentale ed emotivo.

Complessi Vitaminici del Gruppo B

Nella naturopatia, i complessi vitaminici del gruppo B sono considerati essenziali per la salute generale del corpo. Questi comprendono vitamine come la B1 (tiamina), B2 (riboflavina), B3 (niacina), B5 (acido pantotenico), B6 (piridossina), B7 (biotina), B9 (acido folico) e B12 (cobalamina). Ecco come la naturopatia considera l'importanza di questi nutrienti:

- Metabolismo Energetico: Le vitamine del gruppo B svolgono un ruolo chiave nel metabolismo energetico del corpo. Partecipano alla conversione dei carboidrati, delle proteine e dei grassi in energia utilizzabile.
- Sistema Nervoso: Le vitamine B sono fondamentali per il sistema nervoso. Ad esempio, la vitamina B6 è coinvolta nella produzione di neurotrasmettitori, mentre la B12 è essenziale per la salute dei nervi.
- Salute Mentale: La niacina (B3) è nota per sostenere la salute mentale, mentre l'acido folico (B9) è essenziale per la formazione dei neurotrasmettitori coinvolti nell'umore.
- Produzione di Cellule Sanguigne: La vitamina B12 è necessaria per la formazione delle cellule del sangue e previene l'anemia.
- Pelle e Capelli Sani: La biotina (B7) è importante per la salute della pelle, dei capelli e delle unghie.
- Supporto Immunitario: Le vitamine del gruppo B svolgono un ruolo nella risposta immunitaria del corpo.
- Alimentazione Equilibrata: La naturopatia promuove un'alimentazione equilibrata che includa una varietà di alimenti ricchi di vitamine del gruppo B, come carne magra, pesce, uova, latticini, legumi, cereali integrali e verdure a foglia verde.
- Integrazione: In alcuni casi, possono essere raccomandati integratori di vitamine B per affrontare specifiche carenze o condizioni di salute. Tuttavia, è importante consultare un naturopata o un professionista della salute prima di iniziare qualsiasi integrazione.
- Dieta Vegana o Vegetariana: Le persone che seguono una dieta vegana o vegetariana possono essere più a rischio di carenze di vitamine B12 e dovrebbero considerare l'uso di integratori o alimenti arricchiti.

- Ascolto del Corpo: La naturopatia enfatizza l'ascolto del corpo per riconoscere segnali di carenze o squilibri vitaminici e rispondere di conseguenza.

Le vitamine del gruppo B sono essenziali per molte funzioni vitali nel corpo e svolgono un ruolo chiave nella promozione della salute generale. La naturopatia considera queste vitamine come parte integrante di uno stile di vita sano e di un'alimentazione equilibrata. Un aspetto fondamentale della naturopatia è l'adozione di un approccio olistico alla salute, che tiene conto non solo degli aspetti fisici, ma anche di quelli mentali ed emotivi. Pertanto, mantenere un adeguato apporto di vitamine del gruppo B è importante per il benessere globale del corpo e della mente.

Antiossidanti e Infiammazione

Nella naturopatia, gli antiossidanti sono considerati una risorsa preziosa nella lotta contro l'infiammazione nel corpo. L'infiammazione cronica è spesso associata a molte condizioni di salute, tra cui malattie cardiache, diabete, artrite e persino alcune malattie neurodegenerative. Gli antiossidanti aiutano a proteggere le cellule dai danni ossidativi e a ridurre l'infiammazione. Ecco come la naturopatia considera il ruolo degli antiossidanti nell'affrontare l'infiammazione:

- Alimenti Ricchi di Antiossidanti: La naturopatia promuove un'alimentazione ricca di alimenti naturalmente ricchi di antiossidanti, come frutta, verdura, bacche, noci, semi e spezie. Questi alimenti forniscono vitamine come la vitamina C e la vitamina E, così come minerali come il selenio e il manganese, che agiscono come antiossidanti.

- Inibizione dei Radicali Liberi: Gli antiossidanti contrastano i radicali liberi, molecole instabili che possono danneggiare le cellule e innescare l'infiammazione. Proteggendo le cellule dai danni ossidativi, gli antiossidanti contribuiscono a mantenere l'infiammazione sotto controllo.

- Curcuma e Zenzero: La naturopatia valorizza erbe e spezie come la curcuma e lo zenzero per le loro proprietà antiossidanti e antinfiammatorie. Queste erbe possono essere utilizzate come parte di una dieta equilibrata o come integratori.
- Integratori Naturali: In alcuni casi, possono essere raccomandati integratori naturali di antiossidanti, come il coenzima Q10 o il resveratrolo, per affrontare specifiche condizioni o aumentare la difesa antiossidante del corpo. Tuttavia, è importante consultare un naturopata o un professionista della salute prima di iniziare qualsiasi integrazione.
- Stile di Vita Salutare: La naturopatia incoraggia uno stile di vita sano, che include l'esercizio fisico regolare e la riduzione dello stress, poiché questi fattori possono contribuire all'infiammazione.
- Ascolto del Corpo: La naturopatia enfatizza l'ascolto del corpo per riconoscere segnali di infiammazione o squilibri. Questa consapevolezza permette di apportare modifiche nella dieta e nello stile di vita per mitigare l'infiammazione.
- Monitoraggio dei Progressi: Nella naturopatia, il monitoraggio regolare della salute può includere test per misurare i livelli di antiossidanti e la presenza di infiammazione nel corpo.
- Dieta Equilibrata: Una dieta equilibrata che contiene una varietà di alimenti ricchi di antiossidanti può contribuire a sostenere la salute e a prevenire l'infiammazione cronica.

Gli antiossidanti sono un elemento fondamentale nella strategia della naturopatia per promuovere la salute e ridurre l'infiammazione. Questi composti naturali sono considerati un importante strumento nella prevenzione delle malattie e nel sostegno alla salute generale. L'approccio olistico della naturopatia considera l'individuo nella sua totalità e cerca di equilibrare non solo il corpo fisico, ma anche la mente e lo spirito. Pertanto, mantenere un adeguato apporto di antiossidanti è cruciale per il benessere complessivo.

Igiene Intestinale

Il tuo intestino e il tuo cervello sono collegati attraverso il "asse intestino-cervello". Mantenere una flora intestinale sana con probiotici (come lo yogurt e il kefir) e alimenti ricchi di fibre può migliorare la tua salute mentale. Una digestione sana è fondamentale per l'assorbimento dei nutrienti che influenzano il tuo stato d'animo.

Idratazione Adeguata

La disidratazione può influire negativamente sulla concentrazione e sulla funzione cognitiva. Bevi abbastanza acqua durante il giorno per mantenere il tuo cervello idratato.

Limita il Cibo Spazzatura

Cibi ad alto contenuto di zuccheri raffinati, grassi saturi e sale possono contribuire all'infiammazione e influire negativamente sulla salute mentale ed emotiva. Limita il consumo di cibi altamente processati.

Moderazione con Alcol e Caffeina

L'alcol e la caffeina possono influire sul tuo stato d'animo e sulla qualità del sonno. Consumali con moderazione e presta attenzione ai loro effetti sul tuo benessere mentale ed emotivo.

Pianifica i Pasti in Modo Consapevole

Pianificare i pasti in modo consapevole, con cibi nutrienti e bilanciati, può aiutarti a mantenere un livello di energia costante e a evitare sbalzi di umore legati alla fame.

Gestione dello Stress

Lo stress può avere un impatto significativo sulla tua salute mentale ed emotiva. Pratica tecniche di gestione dello stress come la meditazione, lo yoga o l'attività fisica per mantenere la tua mente in equilibrio.

Mantenere una dieta equilibrata è essenziale per sostenere la tua salute mentale ed emotiva. Scegliendo alimenti nutrienti e seguendo uno stile di vita sano, puoi contribuire a mantenere un equilibrio positivo delle tue emozioni e del tuo benessere mentale. Nel prossimo capitolo, esploreremo come l'alimentazione possa influenzare la tua salute renale.

Capitolo 11: Nutrizione per le Fasi della Vita: Infanzia, Adolescenza e Vecchiaia

La nutrizione gioca un ruolo cruciale in tutte le fasi della vita, dall'infanzia all'adolescenza alla vecchiaia. Ogni fase richiede un apporto specifico di nutrienti per favorire la crescita, lo sviluppo e la salute a lungo termine. In questo capitolo, esploreremo le esigenze alimentari nelle diverse fasi della vita.

Infanzia: Nutrire la Crescita

Durante l'infanzia, la nutrizione è fondamentale per favorire la crescita e lo sviluppo sano. I nutrienti chiave includono:

- Proteine: Fondamentali per la crescita muscolare e lo sviluppo degli organi.
- Calcio e Vitamina D: Essenziali per la formazione delle ossa.
- Ferro: Importante per prevenire l'anemia.
- Vitamine e Minerali: Come il folato e la vitamina C, per sostenere il sistema immunitario.
- Fibre: Per promuovere la regolarità intestinale.

Adolescenza: Sostegno allo Sviluppo

Durante l'adolescenza, il corpo attraversa una fase di rapida crescita e cambiamenti ormonali. Le esigenze alimentari includono:

- Proteine magre: Per lo sviluppo muscolare.
- Calcio e Vitamina D: Fondamentali per le ossa in crescita.
- Ferro: Specialmente per le ragazze, per sostegno al ciclo mestruale.
- Fibre: Per una buona digestione e la gestione del peso.

Acidi grassi omega-3: Per la salute del cervello e la regolazione dell'umore.

Vecchiaia: Promuovere la Salute a Lungo Termine

Nella terza età, le esigenze nutrizionali cambiano. È importante:

- Proteine di alta qualità: Per mantenere la massa muscolare.

- Calcio e Vitamina D: Per preservare la salute delle ossa.
- Fibre: Per regolarità intestinale e controllo del peso.
- Vitamine B: Come la B12, che può essere meno assorbita con l'età.
- Antiossidanti: Per combattere lo stress ossidativo e l'invecchiamento cellulare.

In tutte le fasi della vita, è essenziale mantenere un'adeguata idratazione e seguire una dieta bilanciata, limitando il consumo di zuccheri aggiunti, cibi altamente processati e grassi saturi.

L'Importanza dell'Educazione Nutrizionale

L'educazione nutrizionale è cruciale in ogni fase della vita. I genitori e gli educatori devono insegnare ai bambini abitudini alimentari sane fin dall'infanzia. Gli adolescenti dovrebbero imparare a fare scelte alimentari consapevoli e gli adulti più anziani devono essere consapevoli delle loro esigenze nutrizionali in evoluzione.

Inoltre, è importante consultare un professionista della salute o un dietologo per affrontare le esigenze dietetiche specifiche in ogni fase della vita e garantire una buona salute a lungo termine.

La nutrizione svolge un ruolo vitale in ogni fase della vita, sostenendo la crescita, la salute e il benessere. Con una dieta equilibrata e una buona educazione nutrizionale, è possibile godere di una vita sana e appagante in ogni fase. Nel prossimo capitolo, esploreremo il ruolo dell'alimentazione nella gestione del peso corporeo.

Capitolo 12: Il Potere dell'Alimentazione Preventiva

L'alimentazione preventiva è una strategia chiave per mantenere la salute e prevenire molte malattie croniche. Questo capitolo esplorerà come una dieta ben bilanciata e consapevole possa svolgere un ruolo cruciale nella prevenzione delle malattie e nella promozione del benessere a lungo termine.

Prevenzione delle Malattie Cardiovascolari

Una dieta ricca di frutta, verdura, cereali integrali, pesce e grassi sani può aiutare a mantenere la salute del cuore. Riducendo il consumo di grassi saturi, zuccheri aggiunti e sale, è possibile ridurre il rischio di malattie cardiovascolari, tra cui l'ipertensione, l'aterosclerosi e le malattie cardiache.

Prevenzione del Diabete di Tipo 2

Una dieta equilibrata può svolgere un ruolo fondamentale nella prevenzione del diabete di tipo 2. Ridurre il consumo di zuccheri raffinati e carboidrati ad alto indice glicemico, mantenere un peso corporeo sano e aumentare l'assunzione di fibre alimentari possono aiutare a mantenere stabili i livelli di zucchero nel sangue.

Prevenzione dell'Obesità

Una dieta equilibrata e la gestione delle dimensioni delle porzioni sono fondamentali per prevenire l'obesità. Il consumo eccessivo di calorie e una dieta ricca di cibi ad alto contenuto calorico contribuiscono all'accumulo di grasso corporeo. Mantenere un peso corporeo sano è importante per ridurre il rischio di molte malattie, tra cui il diabete, le malattie cardiache e alcuni tipi di cancro.

Prevenzione del Cancro

Una dieta ricca di frutta, verdura e alimenti ricchi di antiossidanti può contribuire a ridurre il rischio di alcune forme di cancro. Gli antiossidanti aiutano a combattere i radicali liberi che possono danneggiare le cellule e causare mutazioni genetiche. Limitando il consumo di carne rossa e carne lavorata, è possibile ridurre il rischio di cancro del colon-retto.

Prevenzione delle Malattie Neurologiche

Alcuni nutrienti, come gli acidi grassi omega-3, le vitamine B e gli antiossidanti, sono stati associati alla prevenzione delle malattie neurologiche, compreso l'Alzheimer. Includere questi nutrienti nella tua dieta può sostenere la salute del cervello.

Prevenzione delle Malattie Ossee

Il calcio e la vitamina D sono essenziali per la salute delle ossa. Una dieta ricca di alimenti come latticini, verdure a foglia verde e pesce può aiutare a prevenire l'osteoporosi e altri problemi ossei.

Consapevolezza e Scelte Informate

L'alimentazione preventiva richiede consapevolezza e scelte informate. Impara a leggere le etichette alimentari, a comprendere gli effetti dei nutrienti sulla salute e a pianificare i pasti in modo equilibrato. Consulta un dietologo o un professionista della salute per ricevere consulenza personalizzata.

In conclusione, l'alimentazione preventiva è una potente arma per mantenere la salute e prevenire malattie croniche. Scegliere una dieta equilibrata e seguire uno stile di vita sano può portare a una vita più lunga e in salute. Nel prossimo capitolo, esploreremo le sfide e le opportunità dell'alimentazione sostenibile.

Capitolo 13: Come Incorporare la Naturopatia nella Tua Vita Quotidiana

La naturopatia è un approccio alla salute che si basa sulla guarigione naturale e l'equilibrio del corpo. Incorporare principi naturopatici nella tua vita quotidiana può promuovere il benessere e prevenire malattie. In questo capitolo, esploreremo come puoi integrare la naturopatia nella tua routine giornaliera.

1. Una Dieta Equilibrata e Naturale

Seguire una dieta basata su cibi integrali, biologici e non processati è fondamentale nella naturopatia. Scegli frutta, verdura, cereali integrali, proteine magre e grassi sani. Evita cibi con ingredienti artificiali, zuccheri raffinati e additivi chimici.

2. Idratazione Adeguata

L'acqua è essenziale per la salute. Bevi acqua pura e cerca di evitare le bevande zuccherate e gassate.

3. Movimento Regolare

L'esercizio fisico è cruciale per il benessere. Trova una forma di attività fisica che ti piaccia e fai esercizio regolarmente.

4. Gestione dello Stress

La naturopatia enfatizza la gestione dello stress. Pratica la meditazione, lo yoga, la respirazione profonda o qualsiasi tecnica che ti aiuti a rilassarti.

5. Sonno Riposante

Dormire a sufficienza è importante per il recupero e la guarigione del corpo. Crea un ambiente di sonno rilassante e cerca di mantenere un programma di sonno regolare.

6. Rimedi Naturali

Utilizza rimedi naturali come le erbe, gli oli essenziali e i rimedi omeopatici per affrontare disturbi comuni. Consulta un naturopata o un esperto in erboristeria per ulteriori consigli.

7. Curare la Mente e lo Spirito

La salute non riguarda solo il corpo, ma anche la mente e lo spirito. Pratica la gratitudine, la mindfulness e cerca il supporto di uno psicoterapeuta se necessario.

8. Igiene Naturale

Scegli prodotti per l'igiene personale naturali e privi di sostanze chimiche aggressive. Questo include shampoo, saponi, dentifrici e prodotti per la pelle.

9. Pulizia Ambientale

Mantieni il tuo ambiente pulito utilizzando prodotti per la pulizia ecologici e sostenibili. Riduci l'esposizione a tossine ambientali.

10. Consulta un Naturopata

Se desideri un approccio naturopatico più personalizzato, consulta un naturopata professionista. Sarà in grado di valutare la tua salute e fornire consigli specifici.

11. Educarsi Continuamente

Mantieniti informato sui principi naturopatici e sulla salute naturale. Leggi libri, segui corsi e partecipa a conferenze per ampliare la tua conoscenza. L'incorporazione della naturopatia nella tua vita quotidiana richiede impegno e consapevolezza. Rispettare questi principi può aiutarti a mantenere un equilibrio fisico, mentale ed emotivo e promuovere una vita sana e naturale.

Con questo, abbiamo esplorato i 15 capitoli del libro "Naturopatia e Alimentazione: Come Nutrirsi per una Salute Ottimale." Speriamo che questo libro ti abbia fornito informazioni preziose per migliorare la tua salute e il tuo benessere generale attraverso l'alimentazione e l'approccio naturopatico.

Conclusioni

In queste pagine, abbiamo esplorato la filosofia e le pratiche della naturopatia, focalizzandoci sull'importanza dell'alimentazione e dell'igiene intestinale per il benessere fisico, mentale ed emotivo. Abbiamo imparato come la naturopatia adotti un approccio olistico alla salute, considerando l'individuo nella sua totalità e cercando di equilibrare non solo il corpo, ma anche la mente e lo spirito.

Abbiamo scoperto come una dieta equilibrata, ricca di nutrienti essenziali e antiossidanti, possa sostenere la salute generale e ridurre l'infiammazione nel corpo. L'alimentazione, quando scelta consapevolmente, può diventare una fonte di guarigione e di vitalità.

L'igiene intestinale è emersa come un aspetto fondamentale nella promozione della salute, poiché l'intestino svolge un ruolo cruciale nell'assorbimento dei nutrienti e nella regolazione del sistema immunitario. Abbiamo appreso come nutrire la flora intestinale con alimenti probiotici e prebiotici possa favorire il benessere gastrointestinale e generale.

La naturopatia ci ha invitato ad ascoltare il nostro corpo, riconoscendo i segnali di squilibrio e rispondendo con amore e cura. Abbiamo scoperto l'importanza della gestione dello stress, dell'attività fisica e della cura delle emozioni per mantenere un equilibrio armonioso.

Inoltre, abbiamo esplorato concetti chiave della naturopatia, come il trattamento della causa, la prevenzione e l'uso di terapie naturali. Abbiamo riconosciuto il ruolo del naturopata come guida e supporto nella ricerca del benessere.

Infine, abbiamo riflettuto sul potere della natura nella naturopatia, riconoscendo la sua capacità di guarigione e il suo ruolo centrale nella promozione della salute.

Speriamo che questo libro ti abbia ispirato a esplorare ulteriormente la naturopatia e a adottare scelte più consapevoli per la tua salute e il tuo benessere. Ricorda che la salute è un viaggio continuo, e ogni piccolo passo verso uno stile di vita più sano può fare la differenza. La naturopatia

ci insegna a essere in sintonia con noi stessi e con la natura, aprendo la strada a una vita di salute, vitalità e armonia.
Grazie per aver condiviso questo viaggio con noi, e ti auguriamo tutto il meglio nella tua ricerca del benessere totale.

www.ingramcontent.com/pod-product-compliance
Lightning Source LLC
Chambersburg PA
CBHW070749250726
48662CB00004B/1704